太秦 清／上村 洸
Uzumasa Kiyoshi / Kamimura Kou

知の構造汚染

クロム禍防止技術・特許裁判記録

藤原書店

はしがき

二一世紀になって、世界は情報通信と環境を核とした「ミレニアム・プロジェクト」創発の時代に入った。日本においても同じことである。世界はこの千年の反省の上に立った新たなる旅立ちをはじめた。このステージで唱えることは、地球環境保全であり、人類の幸福と健康の保持である。

環境とは、生命体が日々生活の場でかかわる大気、水質、土壌の自然環境とともに社会環境というべき政治、経済、教育、文化である。ここに国民の幸福と健康の保持が約束されてこそ、めざすべき有意ある環境といわなければならない。

しかし、日本には内在する危険因子がまだ多く存在し、また拡大しているのである。そのひとつがこれまであまり問題とされてこなかった、セメント、コンクリートから放出される六価クロム汚染問題である。今日、ガン死の中でもっとも多い肺ガンの要因はタバコや六価クロム、窒素酸化物などといわれている。六価クロムはまた全身病を引き起こす猛毒物質として、世界的にその対策が叫ばれている。

セメント、コンクリートは、インフラをはじめ都市建設の主要な建設資材となっている。したがって六価クロムの発生要因はどこにでもある。しかし、危惧される発生要因の現場では本格的な対策がほとんどとられていないのが実情である。国も監督諸官庁も行政も関係業界も皆、おざなりな対応策しか考えていないのである。むしろこうした事実さえ、社会の目から遠ざけようとしている。

こうした中でさるベンチャー企業により六価クロムを放出させない、有効な封じ込め工法が発明されたが、日の目を見ずに闇に葬られようとしている事実がある。工法は一度特許の許可を受けたにもかかわらず、業界や行政の見えない手によって取り消された。この取消し事件は法廷闘争にもち込まれたが、裁判は最初から取り消されるべきものとして、さまざまな手段により壊滅されようとしている。

本書は、こうした取消しをめぐる特許庁とのやりとりや高等裁判での裁判記録、また最高裁への上訴の内容もすべて明らかにして、六価クロム汚染の問題と、その防止技術の特許を取り巻く日本の構造的な汚染体質を問い質そうとしたものである。

知の構造汚染◆クロム禍防止技術・特許裁判記録◆目次

知の構造汚染

クロム禍防止技術・特許裁判記録

知は人類に与えられた進化の表現である

序 国・行政の構造的汚染――不作為の行為

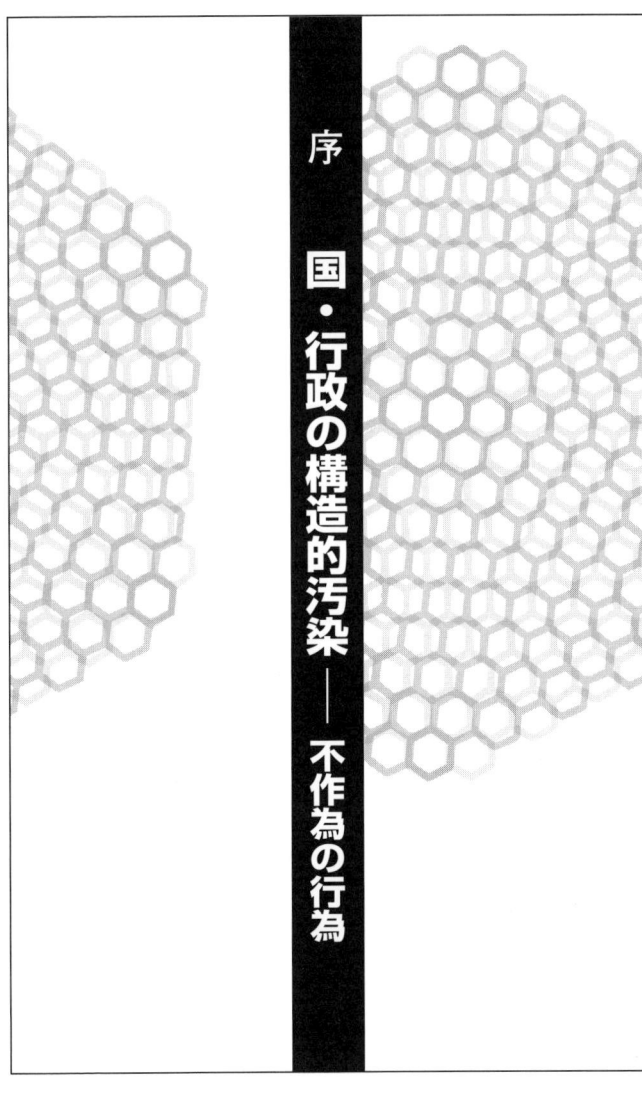

社会正義には単純明解さが必至である

日本は四方を海で囲まれた島国で、その位置は最東端、シルクロードの終点であり、古代より異文化と接し、催事にもその影響をうけた習わしが、連綿と引き継がれてきた。そして有史以来、豊かな自然環境のなかでその恩恵を享受してきた。

近代になって日本は西欧化をはかり工業立国をめざし、諸外国から資源を移入して、重工業を中心とした産業の育成に邁進し、目覚ましい産業の発展をとげた。その発展を支えたのは、世界有数の鉱工業原料の輸入国となり、工業製品を製造してきたことによる。

しかしそこから生み出された鉱滓《こうし》や有害重金属などの残渣《ざんさ》は日々蓄積され、全国に拡散した。その一方で、列島は公共事業の名のもとに、高速道路、ダム、橋梁《きょうりょう》、ビルといった大規模なコンクリート構造物によって埋め尽くされた。

日本の国土は、そうした都市化による環境破壊やそこから発生する環境汚染因子によって、さながら汚染列島と化している。汚染された国土に住む国民は日々、健康被害への危険を増している。

これまでにも日本列島を襲った公害問題は、いくつもあった。近年だけでも水俣病、江戸川区のクロム公害事件、ＰＣＢ問題、ダイオキシン事件、原子力発電での放射能汚染など、そのつど国民を震撼させ、連日マスコミをにぎわせた。しかしそうした公害事件も喉元過ぎればで、時間の経過とともに次第に風化していくだけであった。

しかし今日、汚染列島には、内在する危険因子がまだ多く存在し、またそれらによる複合汚染や環境ホルモンの問題など新たな公害源をも生み出している。

中でも本書で問題にしている六価クロムは、かつてはクロムメッキなどに使用されてきており、そのことだけが知られているが、実はセメントやコンクリートからも高濃度の六価クロムが放出されていることを知る者は少ない。しかも、今日では、そのセメント原料に、産業廃棄物などの焼却灰が混合され、さらに六価クロムをはじめとした高濃度の有害重金属が含まれているのである。

コンクリートに囲まれた日本列島は、常に六価クロム汚染の危険にさらされているといっても過言ではない。ところが、その発生元での防止対策がなおざりにされている。国や行政、あるいは業界も知っていて、知らせず、本格的な対策も講じていないのが現状である。

こうした中で、六価クロムの放出を防ぐ、画期的な防止技術がベンチャー企業によって発明された。この技術は一度特許を許可され公開されたにもかかわらず、取り消しされた。

この特許取り消し事件をめぐり行われた東京高等裁判所の裁判過程を通じ、問われるべき多くの問題が顕在化した。その問題の根本にあるものは、国や行政などの上位概念による無理な解釈がまかり通っていることである。

日本の憲法第三章では、国民の生命と財産の保護を公務員が努めて奉仕する、ことを謳《うた》っている。

第一五条二では「すべて公務員は、全体の奉仕者であって、一部の奉仕者ではない」とある。また情報の開示、職務上知り得た国民に弊害を与える情報を隠匿《いんとく》し、保全改善行為をなさない行為は不作為の行為である。

憲法でいう、差別、国民の健康・生命、環境社会、公衆衛生上の増進などすべての問題に深くかかわっているのである。

環境基準値を超えて人為的に排出された有害化学物質は環境法に違反する犯罪行為であるが、これを是認する公務員、これに対し有効な防止技術を関係公務員が潰《つぶ》そうとし、知的財産を無効にすること。あるいは関係省庁は事件の背景にある事実を知りながら、なんら対策を講じてこなかったなどは、重大な違法行為である。薬害エイズ事件の時の非加熱製剤の危険性を十分認知していながら、なんら対策を講じなかったのと同様である。

憲法一三条には、「すべて国民は、個人として尊重される。生命、自由及び幸福追求に対する国民の権利については、公共の福祉に反しない限り、立法その他の国政の上で、最大の尊重を必要とする。」とある。

また特許の取り消しは、また知的財産に対する重大な侵害でもある。神が非力な人間に与えた自由度の中で創造された知の所産である知的財産を冒《おか》そうとしているのである。

しかし問題はこうした公害、環境汚染の問題に誰が責任を負うのか、ということである。裁判を通じて疑義を抱いた公務員の不作為の行為の背景には、常に〝責任回避〟の姿勢が感じ取れることである。

仮に問題が生じても、それまで具体的な手段を講じず、また罰則さえ規定されていないために、事件の当事者や関係者であっても責任をとらずに済まされてきたのである。

〝責任回避〟の姿勢はそうした日本の社会体質のようなものに起因しているともいえる。

いま世界は情報化社会という潮流にあって、一層の情報の公開が求められ、またその一方で知的財産のプロパテント化（支援、保護、拡大解釈、損害賠償額の拡大）が図られようとしている。そうした中にあって、世界と逆行する旧態依然たる悪習の中で、国民一人一人の本源的な権利までも奪おうとしているのが、この特許取り消し事件である。

環境汚染による国民の健康被害への危険は、放出される有害な化学物質のみならず、汚染された社会構造、組織構造によってももたらされる。有効な汚染防止技術を消去しようとする国や公務員、関係業者などは、こぞって構造的な汚染に侵《おか》されているといえる。

今日の高齢化・少子化の問題は、将来の日本の発展に不安を与えている。加えて社会の構造汚染体質は、意欲の喪失感、諸悪の隠蔽、問題の先送り、無責任さを誘因している。そうした中でも、日本の汚染された国土というテーブルの上にある汚染物質や残滓を「どこへ持って行き、いかに安全な方法で、どう利用するか」を真剣に考えなければならない。緊急な課題である。そのまま放置しておけば国民の健康被害への危険は増す一方である。

島国日本には、広い海洋というスペース資源があり、また食糧自給をはかれる海洋水産資源を有している。一方で、高齢化・少子化による労働力不足は否めない状況にある。

この条件下でわが国の将来を考えると、陸域で増え続ける産業廃棄物や汚染物質などの再資源化をはかり、これを海洋スペースで有効利用することである。

産業廃棄物や汚染物質などをコンクリート構造物の骨材として利用する。六価クロムなどの有害物質は、コンクリート構造物に封じ込め、安全な建設資材として、海洋に生物の住む棲《す》み家をつくる。海底に着床《ちゃくしょう》される生産都市では、多品種の回遊性魚種が密度濃く期待できる。

今日の産業廃棄物、汚染物質問題の抜本的な解消と安全なコンクリート構造物を利用した新生産業の創出により国益に寄与する、環境保全を前提とした、循環型社会への指向を提案する。

第1章　軽視されているクロム汚染

新たに生まれる環境ホルモン因子

一　知る権利、知らせる義務

知的財産権に対する認識の高揚が取り沙汰されている。もっと個人として守られてしかるべきだということである。

知的財産はまたある意味では公共財でもある。だれもが知る権利をもち、また知らされることが必要だ。かわりにその所有者は公共の利益というかたちにおいては知らせる義務がある。とくに公的所有の知的財産においては、知りたい、知りたくないにかかわらず、万人に告知する義務がある。

環境汚染の問題、とくに人の健康にかかわることについては、知っていて、知らせないことが過去に何度もあり、それが表沙汰になるやいなや大きな社会問題となっている。

昭和五十年（一九七五年）に東京都職員の内部告発で明らかにされた、東京江戸川の六価クロム汚染の問題は、当時それまでにない最大の労災・職業病裁判に発展した。

首都圏の一市の廃棄物の焼却によって排出される猛毒のダイオキシンの問題が、テレビ

図表1-1　簡単なセメントからの六価クロム溶出実験

作成：太秦　清

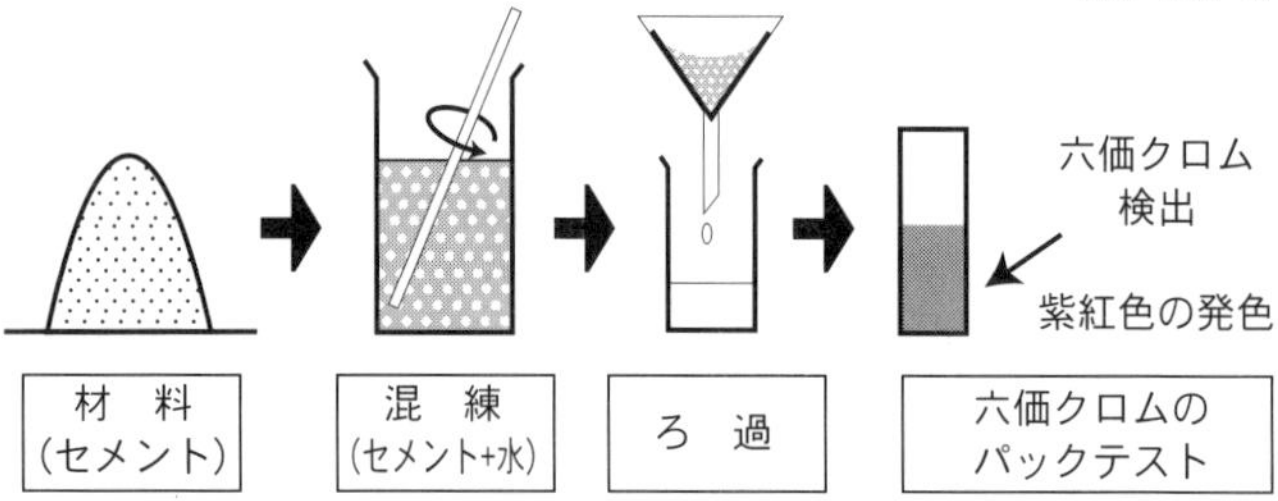

のニュース報道にとりあげられて、全国的な問題として波及した。そして、薬害エイズ問題のように、すでに危険を認知していた監督官庁の資料の公表によって、被害患者に対する国家賠償問題にまで発展した事件も起きた。

いずれも当事者や監督責任者が知っていて、知らせなかったために、被害を大きくした不作為の行為で、もはや犯罪に近い行為である。

しかし今また、一般にはあまり知られていない環境汚染に関する重大な問題がある。この事実が公になると、あまりにも広範にまた深刻な事態に発展する可能性がある。

きっかけとなるごく簡単な実験から紹介する。(図表1－1参照)

セメントという建設材料がある。砂や石などの骨材にセメントを加え、水をいれ混ぜる。ほどなく固まりコンクリートとなって、ダムなどの巨大な構造物から、ビルなどの建造物、あるいは電信柱から住宅建築資材など、あらゆる建設構造物に欠かせない、材料となっている。

机上で、まずセメントを一つかみ、これに水を少量加え、軽く混ぜ合わせたあと、ペーパーでろ過する。いわゆるよくみかける土木作業現場で、セメントに砂、砂利などを加えて、水を入れ混ぜ合わせているのと同じ方法である。

六価クロムのパックテストに、ろ過した水（分離水）を入れ上下に振って一分間後の色度を測る方法である。六価クロムが多いほど、ろ過水は紫紅色に染まってくる。紫紅色になるのは六価クロムという猛毒の重金属が検出されていることによる。しかも明らかにその数値は二ｐｐｍ（本格実験値ではおよそ七ｐｐｍ）をはるかに超える値の色に染まっている。

猛毒の六価クロムが、セメントに水を加えたことで溶出したのである。

六価クロムは、生態系に影響を与える重金属のひとつとして指定され、生体への影響として、皮膚炎の発症、発ガン性、全身病等の誘発要因が認められている。

いま環境法で規制されている六価クロムは水道水の水質基準では〇・〇五mg／ℓ以下。

図表1-2a　重金属にかかわる各種水質基準

水質汚濁防止法施行規則第9条の3（地下水の水質浄化にかかる措置命令等）

有害重金属の種類	基準値
カドミウムおよびその化合物	1リットルにつきカドミウム0.01mg
シアン化合物	検出されないこと
鉛およびその化合物	1リットルにつき鉛0.01mg
六価クロム化合物	**1リットルにつき六価クロム0.05mg**
砒素およびその化合物	1リットルにつき砒素0.01mg
水銀およびアルキル水銀その他の化合物	1リットルにつき水銀0.0005mg
アルキル水銀化合物	検出されないこと

環境庁環境法令研究会編『環境六法（平成10年版）』（中央法規出版株式会社）より

土壌の汚染にかかわる環境基準では、検液一リットルにつき〇・〇五mg以下とされている。また産業廃棄物にかかわる埋め立て場所への排出汚泥等では〇・五mg／ℓ以下などとなっている。（図表1－2a・b・c参照）

これらの数値と先の簡単な実験結果と比べてみただけでも環境基準の一〇〇～一〇〇〇倍もの六価クロムがセメントに存在していることになる。

のちに触れるが、現在、工場で生産されるコンクリート製品（図表1－3参照）については、製造時に排出されるこれらの六価クロムは基準値以下にして排水（廃棄）することが義務付けられている。しかし廃棄処分の最終過程で、少なくとも排出基準がきちんと守られているとは限らない。とくに水道水や

図表1-2b　重金属にかかわる各種水質基準

排水基準を定める総理府令

有害重金属の種類	許　容　限　度
カドミウムおよびその化合物	1リットルにつきカドミウム0.1mg
シアン化合物	1リットルにつきシアン1mg
鉛およびその化合物	1リットルにつき鉛0.1mg
六価クロム化合物	**1リットルにつき六価クロム0.5mg**
砒素およびその化合物	1リットルにつき砒素0.1mg
水銀およびアルキル水銀その他の化合物	1リットルにつき水銀0.005mg
アルキル水銀化合物	検出されないこと

環境庁環境法令研究会編『環境六法（平成10年版）』（中央法規出版株式会社）より

土壌汚染にかかわる基準については、基準値を超えていても、これを大量の水などで薄めることによって、基準値以下を作り出すという、法の抜け道的なこともある。

重金属類は、時間が経っても消えることなく、少量づつでも蓄積していくことを考えると、総量規制的な概念が必要ではないかと考えるが、現行では単位当たりの含有量が基準値となっている。

さてここで問題なのは、こうした排出規制は、現場で建設されるコンクリート構造物（図表1－4参照）については、なんら規制がされていないことである。

工場で生産される、コンクリートパネルや電

図表1-2c 重金属にかかわる各種水質基準

水質汚濁にかかわる環境基準／人の健康の保護に関する環境基準

有害重金属の種類	基準値
カドミウム	0.01mg／L以下
全シアン	検出されないこと
鉛	0.01mg／L以下
六価クロム	**0.05mg／L以下**
砒素	0.01mg／L以下
総水銀	0.0005mg／L以下
アルキル水銀	検出されないこと

地下水の水質汚濁に係る環境基準

項目	基準値
カドミウム	0.01mg／L以下
全シアン	検出されないこと
鉛	0.01mg／L以下
六価クロム	**0.05mg／L以下**
砒素	0.01mg／L以下
総水銀	0.0005mg／L以下
アルキル水銀	検出されないこと

環境庁環境法令研究会編『環境六法（平成10年版）』（中央法規出版株式会社）より

柱、線路のコンクリート製枕木《まくらぎ》などのいわゆるコンクリート製品については、製造する工場内において、分離水（ブリージング水）への水質基準や排出基準の〇・〇五ｐｐｍ以下が適用され、それが守られている限り、現段階では六価クロム禍の心配はないということである。しかし現実には、安心していられない事実もある。

コンクリートはセメントに骨材を入れ、水で混成し、打設してから、およそ七日で固まる。しかしコンクリートとしての必要な強度を確保するには約二八日かかる。要するにコンクリートとして固化するには相当の日数がかかる。

では、打設してから固化するまで、分離水（ブリージング水）が、型枠《かたわく》の隙間から染み出たり、

図表1-3　コンクリート製品

JIS規格	コンクリート製品
JIS A 5302	無筋コンクリート管及び鉄筋コンクリート管
JIS A 5303	遠心力鉄筋コンクリート管
JIS A 5304	舗装用コンクリート平板
JIS A 5305	鉄筋コンクリートU形
JIS A 5306	コンクリートL形及び鉄筋コンクリートL形
JIS A 5307	コンクリート境界ブロック
JIS A 5309	遠心力プレストレストコンクリートポール
JIS A 5310	遠心力鉄筋コンクリートくい
JIS A 5312	鉄筋コンクリート組立土止め
JIS A 5313	道路橋用プレストレストコンクリート橋げた
JIS A 5317	下水道用マンホール側塊
JIS A 5318	鉄筋コンクリートフリューム 及び鉄筋コンクリートベンチフリューム
JIS A 5319	軽荷重スラブ橋用プレストレストコンクリート橋げた
JIS A 5321	鉄筋コンクリートケーブルトラフ
JIS A 5323	コンクリート積みブロック
JIS A 5328	組合せ暗渠ブロック
JIS A 5333	コア式プレストレストコンクリート管
JIS A 5337	プレテンション方式 遠心力高強度プレストレストコンクリートくい
JIS A 5345	道路用鉄筋コンクリート側溝
JIS A 5354	コンクリート矢板
JIS A 5406	建築用コンクリートブロック
JIS A 5506	下水道用マンホールふた

財団法人　日本規格協会発行『コンクリート製品』より

底の土壌に染み込む恐れがないとはいえない。いやむしろその危険性は大いにあるのである。

巨大なダム建設、道路建設、橋梁、護岸・防波堤など公共事業の大半は、いわばコンクリート施設である。日本列島はくまなくこの巨大コンクリート施設に取り囲まれているといって過言ではない。

六価クロムの猛毒性はすでに、広

図表1-4　コンクリート構造物

交通路	橋梁	コンクリート桁、鉄筋コンクリート床板、鉄筋コンクリート床版橋脚・橋台、基礎
	トンネル	トンネル覆工コンクリート
	舗装	コンクリート舗装、空港の滑走路、駐機スペースの舗装、広場や作業場の舗装
	擁壁	
	地下構造	地下鉄トンネル、地下街などの地下構造物
水工	ダム・水路	コンクリトーダム、砂防ダム、貯水・水利・電力用などの重力ダムなど
	防波堤	防潮堤、消波堤
	岸壁	港湾岸壁、ケーソン、船岸
	護岸	河川用護岸
備蓄	タンク	大型LNGタンク、貯水タンク、サイロ
	水上基地	

作成:太秦　清

く認知されている。

人体の消化管から吸収されやすいこと。極めて毒性が強く、接触によって皮膚炎を起こし。高濃度のものを長期間吸入すると、鼻中隔せん孔を発症する。また強度の発ガン性も有している。

猛毒ダイオキシンは、廃棄物の焼却炉から空中に散布されるように拡散する。それを知らされた焼却炉の周辺住民は、ダイオキシン汚染に恐れ、その対策に大きな声をあげた。

六価クロムは、セメントに含まれ、水を加え混成することで、溶出する。そのものでは空中に拡散することはない。しかしセメントあるいはコンクリートが粉塵となって拡散し、人がそれを吸い込む。体内で水に溶けにくい三価クロムとなって体外に出ることなく蓄積しガンなどの病気を起こす。あるいは拡散、集積したセメントに雨水等がかかれば、六価クロムは溶出する。そのことでは、窒素化合物やダイオキシンにも似た拡散性を持っている。しかも公共事業に覆い尽くされた列島には、この危険性ははかり知れないものがある。

しかし国民には、こうした六価クロムの危険性は知らされていない。知らせる義務のある人達が口をつぐんでいるとおもわれる。

そしてもうひとつ、実はセメントに水を加えて混成する時、ある還元剤を一定の条件で加えることで、六価クロムの溶出がほとんどない（〇・〇二ｐｐｍ未満で排出基準〇・〇五ｐｐｍ以下）技術があるということも知らされていない。

この六価クロム封じ込め技術は、あるベンチャー企業が開発し、特許申請し、一度は許可されたにもかかわらず無効にされ、裁判で係争中である。ここには知的所有権をめぐる問題があり、また国民の健康を守るという大義をもないがしろにする大きな問題が存在している。第二のダイオキシン問題、第二の薬害エイズ問題のように発展しかねない。この問題には、知る権利、知らせる義務を意図的に怠《おこた》る日本的組織の問題があるように思える。

二　風化した？　クロム公害事件

たとえば肺ガンの原因の一つにタバコの煙りがあることが、科学的に立証されるまでには、多くの時間とこの問題に積極的かつ熱情的にかかわってきた人達の努力がある。アメリカでは、すでにタバコ会社に対し国民的な集団訴訟が行われ、多額の賠償金をタバコ会社に支払わせる判決が出されている。タバコが肺ガンの主要な原因の一つであることは、公知の事実として認められている。タバコのニコチンタールは粘性のあるヤニで食道や肺などの臓器に、有害金属などが付着・停滞・溶出して細胞に採り込まれやすくなると、体外からの電磁波やレントゲン等の電気的刺激や光によって、体内中の金属が反応して、細胞に刺激を与え、発ガンしやすい条件が整う。このような複合的形な因子にクロム重金属がかかわっていることが判明している。

イギリスの物理化学者であるプラッグ父子《おやこ》は、結晶にX線を当てて内部にある原子によってX線が反射され、それらが干渉しあって写真乾板の上に規則的な斑点《はんてん》を形成することを発見した。これを「プラッグ反射」と称して、ノーベル賞を受賞している。時空間にあるX線を含め多くの電磁波が、人体の細胞結晶中の原子、重金属に反射し、ガンの引き金になることは容易に類推されることである。

そして、また化石燃料や廃棄物を燃やしたときに発生する窒素酸化物などの排気ガスもまた、肺ガンの原因の一つであることがすでに明らかにされている。

発ガン性のある重金属類には、鉛、ヒ素、セレン、そして六価クロムがあげられる。とくに六価クロムについては、過去に六価クロムの鉱滓が原因で現場で働いていた人達の多くがガンに蝕《むしば》まれて死亡した事件があった。いわゆる東京江戸川のクロム公害事件で、長い裁判を通じ、六価クロムがガンの主要な原因であることが立証された。

「クロムは体の内部に炎症を起こすし、またガンの引き金を引く能力もあります。六価クロムを吸入すると、水に溶けにくい三価クロムになって体内に留まりそれが少しずつ体中に運ばれ、胃や肝臓などにちょうど適当な濃さで何年にもわたって作用することになります。その結果、まず一番強くクロムが作用する肺にガンが起こり、やがて他の

各種臓器にもガンが起こってくるのです」（川名英之著『クロム公害事件』より）

当時、クロム禍の犠牲者の遺体解剖を執刀し、遺体精査をおこなった医師はこう分析した。

この事件の発端は、昭和五十年（一九七五年）七月、東京の江戸川区周辺に住む市民グループが告発するかたちで、事件の概要が明らかになった。

市民グループにより告発されるまで、関係者はこの事実を知らなかったのか、というとそうでもない。かつての水俣病やさらに古くは足尾銅山の鉱毒事件も長い間、周囲の関係者はそうした事実を知っていたし、あるいは疑いを抱いていながら口に出せなかった。

とくに監督責任のある行政も知っていながら、われ関せずの姿勢をとっている場合がほとんどであるといっても過言ではない。

クロムが人体に影響を与えるということは、すでに外国では一八〇〇年代にクロム化合物の工業生産にともなって、職場での皮膚障害やガンの発生が指摘されているし、日本でも大正八年（一九一九年）に当時の農商務省工務局が「金属中毒の予防注意書」を出し、重金属類の中毒予防法などの注意を列記しているが、とくにクロムについては特記し「鼻中隔穿孔、慢性気管支炎、肺炎、腎臓炎が特有の中毒症状」として挙《あ》げ、その予防処置を具体的に記していた。

クロム事件が発覚するまで、投棄したクロム鉱滓は実に五十七万トンにのぼり、このうち投棄地がわかったものだけでも全体の六割に当たる三十三万トンが民有地一一三ヵ所、公有地五九ヵ所だったという。

また埋め立てとして投棄された鉱滓の総量は八万トンとされ、残る約一六万トンは行方が判明しなかったというから、いかにずさんな管理をしていたかである。

たとえば江戸川区の低湿地には、クロム鉱滓が大量に投棄されていて、雨が降ると鉱滓から黄色い水が出てきて染み出した。内部告発を受けて都の公害局職員が昭和四八年（一九七三年）から現地調査したというが、この低湿地だけでクロム鉱滓が八万トンも捨てられていたという。

日本で最初にクロム職業病の犠牲者を出した二年後、ドイツでは、クロム労働者の肺ガンが労災認定の対象となったのである。このドイツでの労災認定の情報はおそらく日本にもたらされていたはずである。増大するクロム鉱滓の投棄をするために下請け会社をつくり、この会社がクロム鉱滓の投棄を引き受けるという、責任回避をもくろんだともおもわれる。こうした体制のさなか、猛毒のクロム鉱滓が廃棄されてきた。

クロム鉱滓のずさんな投棄の実情、またクロムによる健康被害が頻繁に発生していることを関係者は周知していたはずである。

クロム鉱滓の投棄等に関する具体的な規制が打ち出されたのは、昭和四五年（一九七〇年）に公害対策基本法の制定に基づいて、その一環として水質汚濁防止法による排水基準で、クロムの排出は〇・五ｐｐｍ以下と規定された。（図表１－５参照）

そしてその翌年の昭和四六年（一九七一年）になって「廃棄物処理および清掃に関する法律」によってようやくクロム鉱滓の投棄は違法ということにしたのである。

しかしこうした規制ができるのは遅きに失していた。すでに規制値をはるかにしのぐ数百倍、数千倍という高濃度の六価クロムを含むクロム鉱滓が四十年間にもわたり、各地に投棄されつづけてきたのである。

都は江東区のほか江戸川区の土地も買収した。ここにもクロム鉱滓が投棄されていたと

図表1-5　土壌の汚染にかかわる環境基準

項　目	環境上の条件
カドミウム	検液1Lにつき0.01mg以下であり、かつ、農用地においては、米1kgにつき1mg未満であること
全シアン	検液中に検出されないこと
鉛	検液1Lにつき0.01mg以下であること
六価クロム	**検液1Lにつき0.05mg以下であること**
砒素	検液1Lにつき0.01mg以下であり、かつ、農用地(田に限る)においては、土壌1kgにつき15mg未満であること
総水銀	検液1Lにつき0.0005mg以下であること
アルキル水銀	検液中に検出されないこと
銅	農用地(田に限る)において、土壌1kgにつき125mg未満であること

環境庁環境法令研究会編『環境六法(平成10年版)』(中央法規出版株式会社)より

いわれるが、知らずに買収したとはとうてい思えない。行政のこうした問題への対応には疑問が残るだけである。

同様な業種の数社も同じ問題を起こしていた。江戸川区の問題が発端となって、クロム公害事件は全国に広がったのである。

結局、江戸川区のクロム公害事件は、昭和五六年（一九八一年）に裁判によって肺ガン死やクロム中毒などのクロムとの因果関係が立証され、肺ガンの労災認定や被害住民への損害賠償など、原告勝利で結審した。内部告発から一〇年余を経てようやく解決した。

この間、投棄されたクロム鉱滓は、掘り起こされて処理されたり、その場で恒久処理され埋め立てられたといわれているが、今日も降雨時には一過性の処理を繰り返し行っている。猛毒の六価クロム禍への危険はそう簡単に払拭《ふっしょく》できるものではない。

過去の公害事件の殆どの原因は鉱山毒といわれる重金属である。

しかし、この六価クロム公害事件は時の経過とともに風化しつつあるように思える。

三　列島を覆うクロム禍の危険

クロム公害事件によって明らかにされたクロム鉱滓の大量、かつ多くの場所に不法投棄されていた事実はクロム禍の被害を知り、またクロムの処理の困難さを知るものを震撼《しんかん》させるに十分たり得るものがあった。

かつてＰＣＢ汚染が問題になったことがあった。これも猛毒の重金属類で、この処理には焼却処理がひとつの方法として採用された。しかし大量のＰＣＢを焼却することは有毒の排ガスの発生もともなうことから、すべてを焼却処理することは困難であった。多くは、いまも工場敷地内などに埋め立て処理されている。ＰＣＢ鉱滓に土をかぶせ、その外側を固めるといった一時的な簡単な処理で済ませているところも少なくなかった。これでは十分な処理とはいえず、常に流出する危険性がある。

投棄されたクロム鉱滓の処理はさらに困難である。

先のクロム公害事件でも、投棄されたクロム鉱滓の危険性とその処理について、次のような見解が、事件の渦中に東京都が組織した「六価クロムによる土壌汚染対策専門委員会」より出された。

「クロムは地中に埋まっていても、地下水の毛細管現象で地表に上がってきて、黄色い粉塵《ふんじん》が大気を汚染、これが人体内に吸収されて疾患を起こすからである」

鉱滓の中のクロムは雨水、地下水などにより猛毒の六価クロムとなって溶出する。〝黄色い水〟は高濃度の六価クロムを象徴する色である。

これを処理するには掘り起こして別の場所で処理するか、または投棄地でそのまま封じ込め処理する方法がある。

さらに委員会は、現地封じ込め処理を基本とした意見も付け加えた。

「現地完全封じ込めを基本とし、理論的に必要な量の十倍の還元剤を使うことによって六価クロムを三価クロムに還元したのち、鋼矢板《こうやいた》、還元剤層、吸着剤層、粘土層、モルタル層などを併用し、完全に遮断する工法をとるよう」勧告した。

通常、六価クロムは硫酸第一鉄などを還元剤として、水酸化クロムを沈澱させ、脱水する方法がとられている。対策委員会のいう完全に遮断する工法をとれば一応の要件を満たした恒久処理は可能であろう。しかしこの方法には莫大な費用がかかるため、完璧な工事を施したかという疑問が残る。さらに危惧されるのは、短期的には封じ込めが可能であっても、長期的には再び溶出してくるという危惧《きぐ》は拭えない。クロム公害事件からすでに二〇数年経たいまでも、大量の雨水などによって〝黄色い水〟が溶出している事実もある。口外されていないだけである。

安全とされている水酸化クロムの脱水汚泥は、天日《てんぴ》、風化などによるひび割れや軟弱化により、水の侵入、混入により封じ込められていた三価クロムが、六価クロムとなって溶けだしてくるのは避けがたいことでもある。排水基準の数千倍という高濃度の場合もあり、もちろん基準値に近いわずかな濃度の六価クロムでも、人体を冒す能力を十分もっている。

しかしいずれにしろ、クロム公害事件によって投棄された鉱滓の処理については、全国的な規模でレベルの高い恒久処理が行われたかどうかは疑わしい。投棄地の判明しなかったクロム鉱滓が二五万トンもあったというが、これらはほとんど未処理のまま、いずこかに埋められているか、あるいは川や海洋に投棄されたと推測できる。目に見えぬ汚染が進行しているかもしれないという不安を残している。

また、このクロム公害事件の顛末《てんまつ》を通じて、指摘しておかなければならないのは、こと環境問題については、問題に対し、監督官庁である行政のとる姿勢、対応によって、問題の解決を難しくしていることである。

都の「六価クロムによる土壌汚染対策専門委員会」がクロム鉱滓の恒久処理を打ち出し、被告企業に対し処理の実行を求めていたときと時期を同じくして、投棄地の行政監督の当事者であった江戸川区では、区内のクロム鉱滓投棄地に小・中学校の二校を建設する計画をしていた。しかもクロム汚染に対しては応急処理によってのみ対応し、建設する意向を優先的に打ち出したのである。六価クロムによる汚染がどういうものか、また簡単に処理できるものではないことを承知しているはずの行政が、なぜこうした無謀ともいえる事業を推し進めようとしたのか。周辺住民は建設計画以前の問題として、まず汚染源の恒久処理を求めて区に抗議した。

のちに明らかになったのは、区は被告企業寄りの見解をもち、応急処理程度で十分な軽い汚染にすぎないと言い訳したという。その真意には問題に対する区の監督責任を問われたくないとする意思があったようだ。問題の本質をゆがめてしまう行政の態度というほかない。

さらに被告側企業の監督官庁である当時の通産省立地公害局は、裁判が佳境《かきょう》に入っているとき、編集協力をうたった環境雑誌に、被告側の立場に立った「被害者なき公害」と題した工学系の大学教授の記事を掲載させた疑いがもたれた。記事は事実を歪曲《わいきょく》しようという意図がくみとれる内容のものであった。

行政が明らかにされた事実を押し曲げようとするこうした行為は、国民の健康に生活する基本的な権利をないがしろにするものである。

薬害エイズ問題にもあった。国民の健康を守るべき、厚生省（当時）は、エイズ禍の恐れがあるのを知っていて、その事実を公にせず、また未然防止の手を打たなかったという監督責任者として重大な過失をしていたのである。国民からも厳しい批判を浴び、弁解したが時すでに遅しであった。

クロム公害事件は、裁判が原告の勝利に終わり、鉱滓の恒久処理をほどこしたことで、解決したかのようにとらえられている。すでに国民の脳裏《のうり》にはクロムという言葉は過去のものとなっているに等しい。

しかしクロム問題は終わったわけではない。さきの恒久処理も名ばかりの簡易な処理に過ぎないことが指摘され始めているし、さらにこれまで一般にはほとんど知られていない、セメント、コンクリート構造物などによるクロム禍の問題が、ほとんど公に語られることなく、深刻な問題として危惧されているのである。

四　セメントからクロムの危険

クロムが肺ガンのもう一つの原因だとする事実はすでに認識されている。セメントを材料としたコンクリート構造物は、われわれの周囲を覆いつくしている。日本人のガン死は年々増え続けているし、ガン死の中で一番多いのは肺ガンであることは周知の事実である。

冒頭で、セメントに水を混成すると高濃度の六価クロムが溶出することにふれた。いわゆるセメントといわれるものは、日本では明治以降の近代化の中で多用されるようになったことから、歴史的には新しい建設材料という認識があるが、実は古代ローマ帝国で、すでにこれに近いものが使われていた。

天然の火山灰を混和材《こんわざい》として、セメントモルタルをつくり、これをローマ帝国の都市づくりに使用した。水道、道路、コロセウム、劇場など石材とセメントモルタルで、堅牢《けんろう》な建造物をつくっていた。以後二千余年経た今でも、くずれることなく十分使用に耐えうる建造物も少なくない。

火山灰には高温高圧で焼成された様々な物質が存在し、とくに火山灰の薄膜《はくまく》には、チタン、マグネシウム、ニッケル、バナジウム、カリウム、銅、クロム、ウランなどの元素が蓄積されているといわれている。たとえばクロムなどの重金属類を多く含んだ火山灰を建設材料とするには問題があると考えられるが、これらは固化することで封じ込めることができる。事実古代の建造物の固化の強度は高く、極めて堅牢であるため、そこに封じ込められた重金属類が、溶出することはほとんどないのである。セメント強度の重要性がここにある。

火山国である日本は、火山灰が多く存在し、土壌化している。この資源の有効利用はすでに開発されながら唯一、北海道の港湾構造物で今日も使用されている。自国の環境に適した方向性が求められているのである。

コンクリート圧縮強度は、圧倒的に大気中より水中の方が高強度となることがしられている。後述するが、海洋生物の都市構想建設の条件がわが国には揃っている。

セメントは今後多くの素材原料を組合せ使用し、、多岐にわたり用途の広がる可能性を秘めている故に、その安全性と高強度を得るには、さらなる技術開発と柔軟な思考と対応がせまられているのである。自国の資源でもある地理的環境を活用して創出する場は、海洋国日本の有効性を高めることにもなる。セメントの需要は大きく分けて、コンクリート製品とコンクリート構造物との二つになる。セメント需要からみたその割合は、コンクリート製品約二割、コンクリート構造物約八割位である。（図表1－6参照）

コンクリート製品は、一般にはJIS工場内でつくられる。管類、側溝・排水路製品、道路用製品、ポール・くい製品、土止め用・護岸用製品、スラブ・桁用製品など、その用途は多岐にわたっている。

またコンクリート構造物には、ダム、港湾、鉄道、道路、橋梁、土木、建築など公共事業のほとんどがこれに含まれている。

われわれの生活範囲はコンクリート製品、コンクリート構造物に囲まれている。

しかしこれらセメントを使用するコンクリート製品やコンクリート構造物の製造時には、かならず水が混成され、その分離水には高濃度の猛毒六価クロムが溶出されているのである。

現在、コンクリート製品については、製造時の分離水などの排水には水質汚濁防止法による排水基準などが制定されている。しかし、現場で建設されるコンクリート構造物については、分離水に関する規制はなんらされていないのが現状である。

しかもコンクリートから溶出する公害源の多くは製造時、建造時だけの問題ではない。コンクリートを使用した建造物や構築物の風化やひび割れによっても、猛毒の三価・六価クロムなどが排出してくることも容易に予想されるのである。

図表1-6　需要部門別セメント販売高

需要部門別	2001年（t）	構成比（%）
鉄道　ＪＲ	51,258	0.1
公営	7,216	0.0
私鉄	13,564	0.0
電力（ダム）	154,683	0.2
港湾	261,511	0.4
道路・橋梁	305,060	0.5
土木	4,607,694	6.8
建築　官公需	93,042	0.1
民　需	631,173	0.9
生コンクリート	48,736,962	72.2
セメント製品	9,028,050	13.4
自家用	17,657	0.0
その他	3,611,821	5.4
国内計	67,519,691	100.0
（輸出含む）		89.9
輸出	7,603,053	10.1
合計	75,122,744	100.0

『2002　セメント年鑑　第54巻』第4集販売統計より

第2章 抜け穴だらけの汚染防止対策

身近な見えない危険の蔓延

一　微小のネジ一本からクロムを排除

六価クロムによる汚染が一般に認識されるようになったのは、昭和四〇年代後半の江戸川区のクロム公害事件からであろう。

しかし、この認識もこの事件以降、とりたてて取り沙汰されることなく、人々の認識からはすでに遠ざかっている。以後、それに類する同様な事件や事実の発覚が、私たちの身近なところで起こっているという話も聞かないだろうが、実はわたしたちの身近な生活のそこかしこにクロム問題は隠されて来た。見えないところで大いに問題視されてきたともいえる。ちなみに、専門家の間では日常的にかつさまざまな分野で、クロムの猛毒は問題視されてきたのである。

巨大なコンクリート構造物が溶出するクロム汚染の問題は、もちろん大きな問題として、現状の防止対策の不備を指摘するつもりでいる。たとえばクロム禍の危険性は、テレビやビデオなどのＡＶ機器、情報、音響、光学機器などの精密機械のわずか数ミリサイズのネジ一本にも存在していたのである。

これらの機器に小さな黒い色のネジが使われているのを、だれでも目にしているはずである。ネジの錆止めに黒い色のクロムメッキがしてあるのだ。小さくても、これらも六価クロムの汚染源としては見過ごせないほど、大きな問題なのである。

たとえば複写機一台について、このクロムメッキのネジは小さいが、二〇〇〇本弱も使用されているという。もし六価クロムが溶出されたらと考えるとこのネジの量は無視できない。

このようにクロムメッキは、生活の多くの分野で使われてきた。瓦に替わるスレート屋根にも錆止め用として使われ、あるいは自動車用部品にも広く使われ、また冷蔵庫などの家電分野亜鉛メッキ綱板がが使われてきた。

「人体に入ると有害とされるクロム」という認識は、こうしたメーカーなどの関係者には、早くからあったと思うが、防錆処理のエースともいえるクロムメッキに取って代わる技術の開発がままならなかったといえる。

欧米では、六価クロム汚染については日本より早くから問題にされ、とくに六価クロムを含まない防錆処理は主に自動車メーカーなどで、採用されてきた。

すでに、ＥＵ（欧州連合）では二〇〇六年には、電気製品への六価クロムの使用を規制、全廃を求めているという。

しかし、ここ数年の間、日本でもこれらの分野で、少しづつ対策は進んでいる。三年ほど前には、ネジやボルトなどの締結部品の加工処理を専門とする、防錆処理会社が、クロムを使わない防錆処理の技術をアメリカから導入し、防錆処理の事業拡大をはかってきた。

また家電製品の骨格材として使われている亜鉛メッキ鋼板は、防錆効果を高めるためにクロム処理してきたが、平成十三年にはクロムのかわりに特殊な樹脂を使い、被膜処理をすることで、耐水、防錆効果をあげる技術を機械メーカーが開発した。

平成十四年（二〇〇二年）四月、大手光学機器メーカーが、ネジの表面処理に六価クロムを使用することを全廃することを発表した。

このメーカーは、事務機器に使用するネジが年間に二〇億本以上あり、これまで防錆のために六価クロムを使用していたが、それを三価クロムで代替する手法をメッキ加工の専門会社と共同開発したというのだ。

これまで事務、光学機器などはネジ一本に使った六価クロムの量は、二〇マイクログラム（マイクロは百万分の一）ほどだというが、ごくわずかな量の六価クロムでも、使用する数千本という量の問題、また猛毒性を考えれば、全廃への方向は必然といえる。

これらの家電、機械製品、部品やスレート屋根瓦などの住宅建設資材などは、主に防錆を目的とし、クロムに代替する材料や技術により、防錆効果を得ることで、ある意味ではクロムの全廃は可能としている。このため、ＥＵのように家電製品でクロム使用を二〇〇六年までに全廃という方向は打ち出せる。

それはともかく、とくに家電や自動車、音響機器などは、家庭内に常に存在し、家庭の手の触れる範囲にあるなど、クロム禍の危険が身近にあるということでは、メーカーなども速い対応をせざるを得ないこともあったと思う。それでも遅きに失しているといわざるを得ないし、家電などからのクロム汚染の危険を行政やメーカーなどから、明確に国民に知らされたという事実はなかったように思う。

消費者の知らぬ間に、そっとクロム汚染の危険を排除しようとする姿勢を感ずる。欧米の対応をしかたなく後追しているのが現状であろう。

環境汚染、公害にまつわる出来事では、メーカー、監督官庁、行政などはいつも知らせず、知られずの姿勢をとってきたし、公にされてから後手後手の対策に慌《あわ》てふためくというのが通常である。

それでも、家電や自動車など、消費者と直接かかわりをもつものについて、クロム対策が進められているということでは、評価できよう。

しかしセメントやコンクリート製品、構造物など、材料その物の構成物質としてクロムが存在しているものについては、家電のような対策はとりにくい。溶出するクロムを完全に処理するか、あるいはいかに外に出さないように物体の中に封じ込めるかである。

ましてや橋やダム、高速道路などの巨大構造物は、一般の目が届きにくい。しかし知らせず、放っておくことの危険性は、家電などの比ではない。

二　抜け穴だらけのクロムの排水規制

カドミウム、水銀、ヒ素、鉛、亜鉛、そして六価クロムなど重金属類の汚染による生態

図表2-1　主な重金属の種類と生体への影響

重金属	生体影響
カドミウム	腎臓病、リウマチ、骨軟化症
水銀	腎臓（無機水銀）、中枢神経系（有機水銀）
セレン	発ガン性、催奇形性、肝臓病
鉛	中枢神経系、末梢神経系、発ガン性
ヒ素	発ガン性、変異原性
六価クロム	**皮膚炎、発ガン性**
亜鉛	肝臓毒、生殖阻害
銅	成長・成熟・生殖阻害（特に魚類）
モリブデン	発ガン性？
マンガン	神経毒？

オーム社編『絵とき　環境保全対策と技術』より

系への影響は、公害事件などの発生のたびに、指摘されてきた。（図表2－1参照）

とくにセメントから溶出する六価クロムの性状は微粒子で水に溶けやすい。このため土壌、水質、大気等の自然環境汚染の原因となり、人体に有害な物質である。六価クロムは皮膚炎、発ガン性（とくに肺ガン）、気管支炎などの諸原因とされている。

六価クロムは微粒子で水に溶けやすい性質を持っていることから、排水の水質基準は厳しく規定されている。（図表2－2参照）

とくに六価クロムはセメントを使用す

図表2-2　六価クロムの排出規制

水質汚濁に係わる環境基準 人の健康の保護に関する項目	0.05mg／L以下
水道水水質基準　現行水質基準値	0.05mg／L以下
排出基準	0.5mg／L以下
産業廃棄物に係わる判定基準 埋め立て場所への排出汚泥など	0.5mg／kg以下
海洋投棄処分排水溶性無機汚泥	0.05mg／kg以下

環境庁環境法令研究会編『環境六法（平成10年版）』（中央法規出版株式会社）より

る時の分離水（ブリージング水）に多く排出される。セメント使用時の分離水についての六価クロムの排出規制は、コンクリート製品の製造時についてのみ規定されている。いわゆる工場で生産するコンクリート製品、電信柱などのポール、パイル、ヒューム管、U字溝、側溝などの排水、脱水、生コンクリート工場の洗浄水などについては、排水規制が適用されているのである。（図表2-3参照）

しかし、ここでの問題はケーキ状となった高濃度の六価クロム汚泥を最終的にどう処理しているかという問題がある。工場敷地内などに埋め立て処理している例も少なくないようだが、のちにはかつての江戸川区のクロム公害事件のような問題を引き起こすという懸念はある。高濃度の六価クロム汚泥の恒久処理しているとの事実が明確にされていないし、そうしたことをチェックするかたちもないのが

図表２－３　コンクリート製品の水処理システム　作成:太秦　清

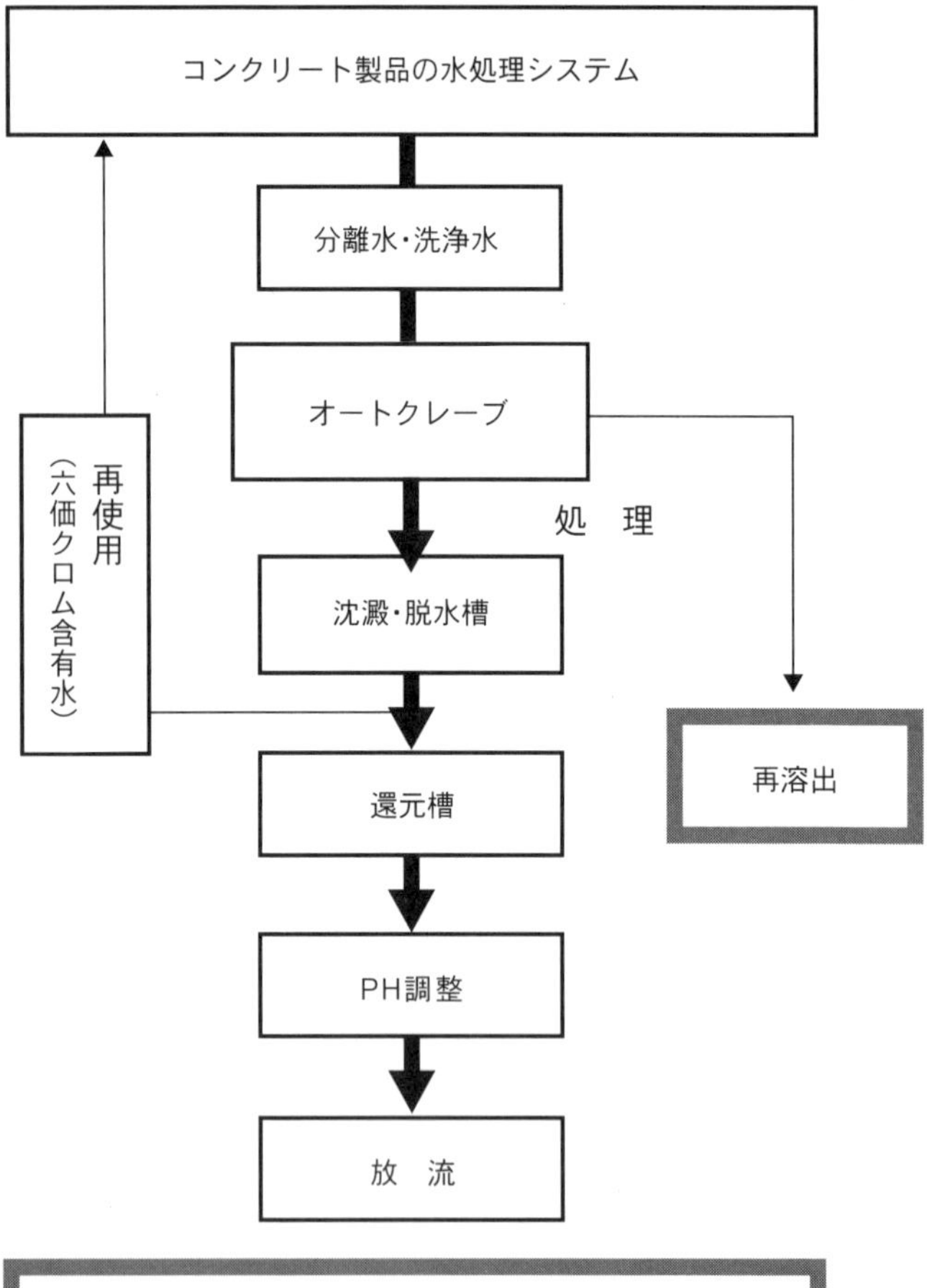
自然界で六価クロムに復元、再溶出

現状だ。現に還元剤の使用がされていないのはどうしたことか。六価クロムはどこへ行ったのか。

また還元槽から出る低濃度の六価クロムについてはpH調整後、原則的には排水基準以下での放流が義務付けられているが、こうした規制値でよく問題にされるのが、たとえば規制以上でも、水で薄めて規制以下にして放流してもわからないということがある。放流する全体量と基準値の両方からの規制がなければ、片手落ちである。

さらに問題なのは、現在多くのコンクリート製品の製造工場では水の循環利用を行っている。一度使った水（分離水）をシックナーと呼ばれる沈澱槽などで、汚泥（スラッジ）と上澄水とに分離し、上澄水を一端貯水池などに溜め再使用するというシステムである。一方、上澄水を一端貯水池に溜めた余剰水と呼ばれる水は、中和・還元処理して、公共水域へ排水する仕組みになっている。（図表2－4参照）

水の循環利用でも、結果的には汚泥と汚水、それも高濃度の六価クロムが含まれたいわゆる排水である。この最終処理についてはまだ疑問点を多く含んでいる。排水の処理については、現行では凝集剤を注入し、沈澱物を一時固化し、産業廃棄物として投棄するか、

図表 2 - 4　用排水及び汚水処理系統図

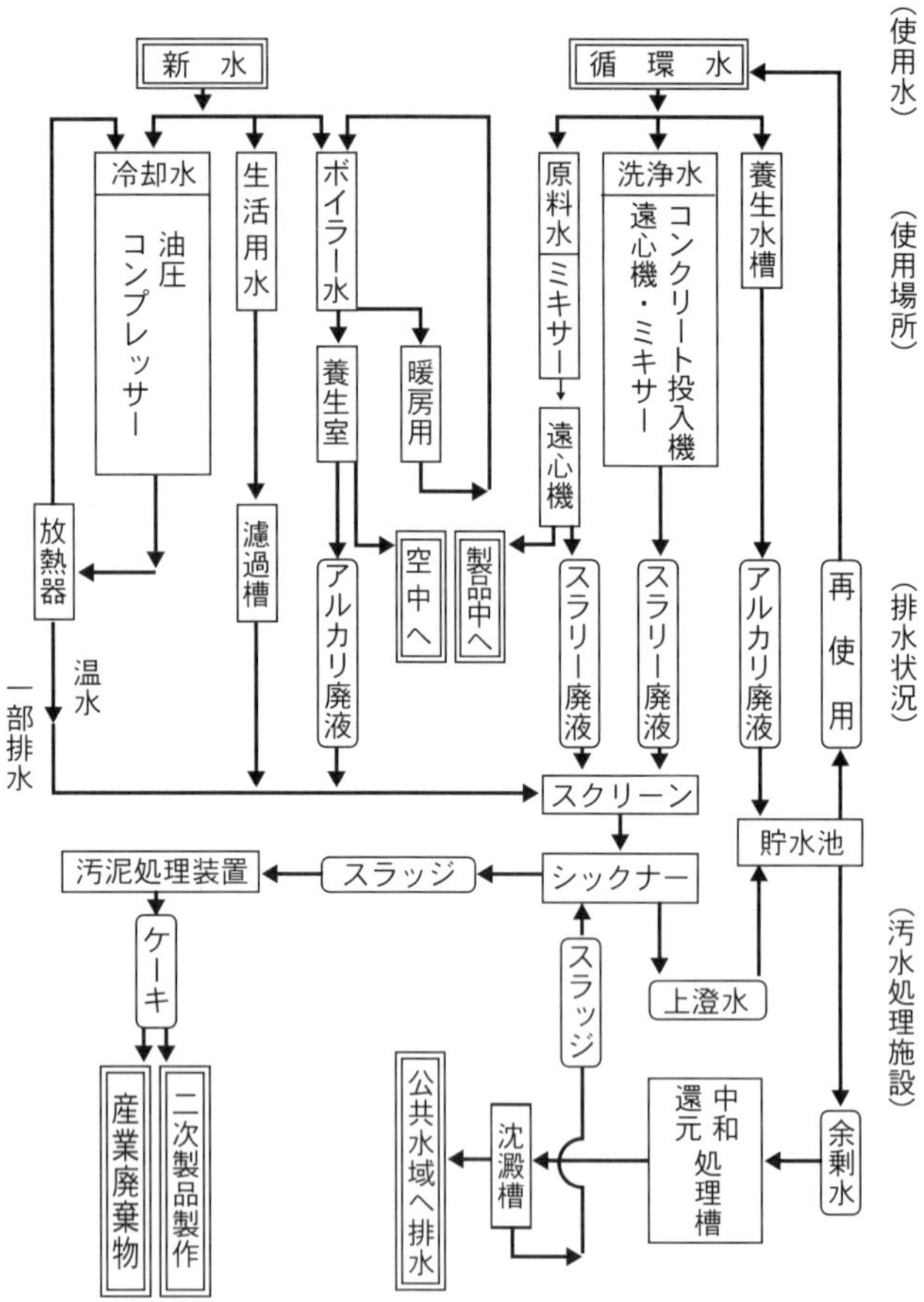

『コンクリートポール・パイル工場　公害対策の手引き』コンクリートポール・パイル協会発行より

またはセメント工場引取りや、工場内に埋め立てている。これはクロム公害事件が立証したように、一時固化しても、時間の経過によって、雨水や風化などにより六価クロムは再び溶出してくる危険性がある。

いまこの産業廃棄物の焼却灰をセメントに混ぜ、二次利用しているが、これもまた六価クロム汚染の対策にはなっていない。かえってクロム禍を助長している側面もある。

しかしこれだけではない、コンクリート製品の製造効率を高めるために、さまざまな合理策がとられているが、中にはクロム汚染対策に逆行している例もある。

電信柱はいまは木柱ではなくコンクリート製のものが使われている。コンクリート・ポールと呼ばれる主要なコンクリート製品である。

コンクリート・ポールの製造時には、製造効率を高めるために、通常、工場内でコンクリート固化したポールを外に出し、天日乾燥を七日間することで、製品に必要な強度を得ることができるし、クロムの封じ込めが可能になるのである。

しかし、七日間の乾燥のための日数を短縮するために、最近では工場内でセメント製品をオートクレーブ（加熱蒸気釜）に入れ、一日で乾燥、製品として仕上げる方法がとられている。ここで問題になるのが、大量のクロムを含有した水蒸気の排出である。これをまた、先のように工場用水として中和還元されないまま循環利用されている。また、セメント使用量の二〇％前後が遠心力で排出され、排液中の汚泥となるのである。

さらに、このレータンスは固化せず、六価クロム含有の微粒子となるのである。

水質汚濁防止法は、とくに特定施設を設置する工場を対象に、公共用水域の水質の汚濁を防止し、国民の健康を保護し、生活環境を保全することを目的として、公共用水域に排出される水の排出を規制する旨をうたっている。

特定施設とは、その要件の第一に、人の健康にかかわる被害を生ずるおそれがある物質（有害物質）を排出する施設。要件の第二に水の汚染状態を示す項目のうち、生活環境にかかわる被害を生ずる恐れがある程度の項目を排出する施設である。

コンクリート・ポール・パイルをはじめとするコンクリート製品工場は、この法でいう特定施設に当たり、とくに第一要件に関しては、六価クロムに注意することとしている。また第二要件に関しても、ｐＨ、ＢＯＤ、ＣＯＤ、ＳＳ、そして全クロムが該当するとしている。

いずれにしろ、コンクリート製品の製造については、とくに工場から排出される六価クロムなどの有害物質を含む排水については、国民の健康を保護し、生活環境を保全するためにも、規制を厳格に守ることが要請されている。しかし現実にはどうか。こと六価クロムに関しては、現行法で対処しきれてないという疑問が多い。

三　廃棄物のセメント利用への疑問

平成十一年（一九九九年）三月、通産省、環境庁は、工場から出る化学物質の排出量を全面公開することを義務づける「化学物質排出管理促進法」案なるものを打ち上げた。業種の対象は、製造、建設、エネルギー関連、また化学物質を扱う運輸、クリーニングなどのサービス業で、全国の二万か所以上の工場や事業所で、これらの施設などから、約二〇〇種類の化学物質が排出されているという。

この法案ではたとえば、企業がダイオキシンなどの有害化学物質の排出量を国へ報告する規定が盛り込まれ、これを国は業種別、地域別の排出量として公表することなどが、考えられているという。

クロムをはじめ重金属などの有害物質は、排水基準などはあっても、量的な規制が不備であるから、こうした法との兼ね合いで総量規制的な概念で規制ができるようになればより有効な防止対策が可能になると思われる。

この新法は、情報公開との関連からも成立が望まれる。

産業廃棄物や都市ゴミなどの廃棄物処理の問題は、近年になって、窒素酸化物やダイオキシンなどへの大気汚染などが問題にされた。

廃棄物の処理は、現在は再資源化、焼却処理後の建設骨材などへの再利用、また直接埋め立てか、処理焼却後の埋め立処理などの方法がとられている。

この中でもダイオキシンをはじめ有害物質の対策として、高温での焼却処理とその後の利用についての関心が高まっている。

猛毒のダイオキシンは、通常の焼却温度の六〇〇～八〇〇度程度では、発生するが、一二〇〇～一四〇〇度ほどの高温焼却であれば、発生しないという。しかし重金属類は高温焼却であっても焼成しきるものではない。

産業廃棄物も下水汚泥も高温焼却によって焼成され灰になるが、含まれている重金属類は、燃焼により少量濃縮されるかたちで、高濃度の汚染物質でもある。

ところが、この焼却灰をセメント材料として、あるいは建設骨材として再利用する方法が進んでいるのである。

この焼却灰の再利用には、セメント会社も一役買っている。

ここ数年、セメントの国内需要は減少ぎみで、七、八年前のピーク時の下降曲線で、設備の過剰がいわれはじめ、事実、二年前には、セメント最大手の会社が、自社の生産能力の半減を打ち出し、その反面、環境事業への転換をはかったのである。

これはどういうことを意味するかというと、セメント製造では焼成の回転窯（ロータリーキルン）を使っているが、この窯は一四五〇度の高温でセメント材料を焼成しているが、高温であるため、一度回転窯に火をつけると三六五日、火を絶やさない。一度温度を下げるとまた使用するときに非効率だからである。

高温焼却を必要とする産廃、下水汚泥というニーズに、セメント生産減による、過剰になった高温焼成の回転窯の新しい利用法とが合致し、セメント工場によっては、産廃、下水汚泥など焼却処理を新らしい事業として本格的に乗り出しているのである。産廃、下水汚泥などは焼却して、少量化したものを、セメントなどに混ぜ、固化して埋め立てるなどして最終処理している。

四　地盤改良につかわれるセメント

バブルがはじけて、景気が低迷するなかで、とくに町工場といわれる零細の工場の閉鎖が相次いでいる。しかし閉鎖後の工場敷地が重金属類に汚染されているところが少なくないと聞く。クロムメッキ工場や、ボルト、ナット、ネジなどの下請けの加工部品工場などから、排出された六価クロムや他の重金属類を含む有害な汚泥を恒久処理せずに敷地内に投棄して、埋め立てたものである。

恒久処理するにも資金がない、土地は売りたくても買い手は付かない。こうした工場跡地が、いわゆる土壌汚染として問題視されている。

建設省（当時）は平成十二年（二〇〇〇年）三月に土壌環境基準を超える地盤の改良と改

良土の再利用について指針を出した。

「セメント及びセメント系固化材の地盤改良への使用及び改良土の再利用に関する当面の措置について」と題するものだ。

ここには、「セメント及びセメント系の固化材を使い地盤改良した改良土から、六価クロムが土壌環境基準（〇・〇五ｐｐｍ）を超える濃度で、土壌中に溶出する恐れがある」とし、建設省所管の建設工事の施工にあたっては溶出試験を実施するなどの対応を記している。

まず、前提としている固化材などを使用した改良土から、基準を超える六価クロムが溶出している現実を認識していること。それまで、六価クロムの汚染水や汚泥の封じ込めのための処理が不十分であったことを示唆している。

二〇年前のクロム公害事件の経験が生かされてないといえる。公害事件では、投棄された汚染汚泥などに対して、都や研究者らは〝恒久処理〟の必要性を強調していた。一時処理や応急処置では六価クロムは再溶出することを指摘していたのだ。この指摘が実行されていない。

多くのこうした土壌汚染では常に再溶出の危険を感じているのだ。この建設省の措置では、つぎのような措置を講ずることをうたっている。

（1）セメント及びセメント系固化材を地盤改良に使用する場合、現地土壌と使用予定の固化材による六価クロム溶出試験を実施し、土壌環境基準を勘案して必要に応じ適切な措置を講ずること。

（2）セメント及びセメント系固化材を使用した改良土を再利用する場合、六価クロム溶出試験を実施し、六価クロムの溶出量が土壌環境基準以下であることを確認すること。

要は、セメント及びセメント系固化材をつかって地盤改良したり、これらを使って改良された土を利用する時は、〝六価クロム溶出試験〟を行い、環境基準以下であることを確認しろということである。

これまでは〇・〇五ｐｐｍという環境基準値を重視していなかったとも受け取れる。基準値は、あくまでも目安にしかならない。これを含む汚泥などの総量との兼ね合いでは、操作もできると思うからだ。総量を増やせば溶出量は相対的に少なくなる。ともあれ、この通達で問題なのは、指示している〝六価クロム溶出試験〟が尻ぬけ状態だということである。建前と本音がこのように使われている。

通達の別添え資料にその実験の方法と計測について記しているが、その結果を推測すると次のようなことになる。

まず試験法はもっともクロム濃度の高いブリージング水を計るのではなく、七日経過後のセメントの固化体を二ミリの大きさにして、水に浸漬してその水から六価クロムを計る試験方法を指導している。いうなればブリージング水から抜け落ちたあとの〝もぬけの殻〟を敢えて試験し、六価クロムが基準値以下ならよしとしているに等しいのである。

これでは正確な値を得られないが、なぜ、こうしたマジックのようなことをあえて指導するのか理解できないが、推測するに、かたちだけでも《六価クロム溶出試験》をおこない、その結果、環境基準値クリアーしていたことを示したかったのであろう。監督官庁自ら、本格的な六価クロム対策を考えていないばかりでなく、これでは六価クロム対策の方向をねじ曲げる行為であるといわざるを得ない。

有害物質による土壌汚染対策については、平成十四年（二〇〇二年）五月に「土壌汚染対策法」が成立、公布された。

その目的は要約すると、「土壌汚染の状況の把握をし、その汚染による人への健康被害を防止するために、土壌汚染対策を講じ、国民の健康を保護する」というものである。

同法ではたとえば、土壌汚染による健康被害の防止措置として、土壌汚染により健康被害が生ずる恐れのある場合は、都道府県知事は土地の所有者、あるいは汚染原因者などに「汚染の除去を命じる」ことができるという、これまでの対策の不備を補う原因者などへの責任の訴求が具体的に講じられている。

同法は先に建設省が出した、「セメント及びセメント系固化材の地盤改良への使用及び改良土の再利用に関する当面の措置について」との整合性をどうとるのであろうか。

おざなりの六価クロムの溶出試験のもとでは、とくに六価クロムに限っただけでも、土壌汚染対策の実行は期待できないし、とても「汚染の除去を命ずる」ほどの根拠を得られるものではない。

図表2-5　還元剤（C-63）を使用した封じ込めテスト
六価クロム確認実験
作成：太秦　清

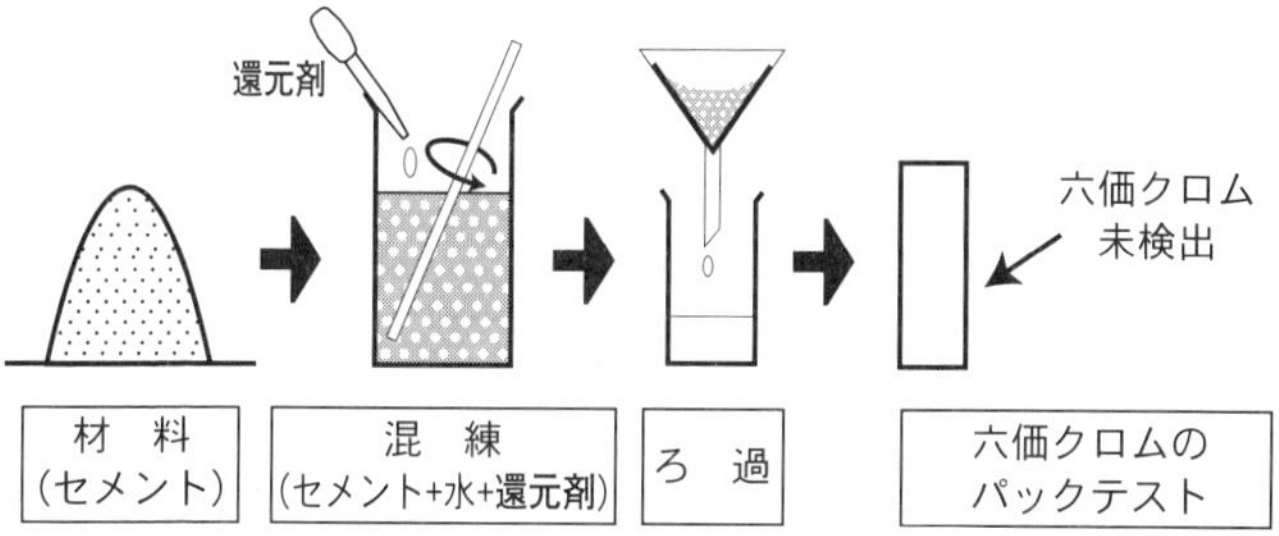

五　放置しているコンクリート構造物対策

クロムはクロム化合物として自然環境中にある時は、主に三価ないし六価のもので、酸化数によって三価クロム化合物、六価クロム化合物と呼ばれている。このうち生物に対する蓄積は三価が高い。また六価クロムは土壌中での移動性も高く、水に溶けやすく地球三相と言われる大気・水質・土壌の全てに存在される。

六価クロムの簡単な溶出テストを前章の冒頭で書いた。ここではまず、簡単な六価クロムの封じ込めテストを紹介する。（図表2－5参照）

少量のセメントに水を入れ、軽く混ぜ合わせる。この時に少量の還元剤（硫酸第一鉄を主成分とする）を、混和する。

そしてペーパーろ過する。ろ過水（分離水）を六価クロムのパックテストをする。およそ一分後、パックテストは、ごくわずか、ほとんどわからないほどの淡紫色が現れる。〇・〇二ｐｐｍ程度ではるかに及ばない。

セメントに骨材を入れ、水で混練するとき、こうした還元剤を注入することで、溶出する六価クロムは、水質汚濁法による六価クロムの環境基準〇・〇五ｐｐｍよりはるかに下方に押さえられるのである。

これは還元剤によって、セメント混練中に六価クロムが三価クロムに融合変換し、その状態でコンクリート構造物の中に封じ込め固化するはたらきがあるためである。

こうした還元剤による六価クロムの溶出をくいとめる技術はすでに確立されているのである。

あるいは、セメント製造会社においても、六価クロム溶出防止の技術の開発は進めてきているが、コンクリート構造物に使用された例はない。先述の還元剤による封じ込め技術は一度特許登録されたが無効決定がなされ、上告中である。セメントからの重金属の防止技術は、ことごとく特許登録されたものまで無効とされるのはなぜか？

前項の建設省の「セメント及びセメント系固化材の地盤改良への使用及び改良土の再利用に関する当面の処置について」で示しているのは、分離水（ブリージング水）からの六価クロムの溶出をくいとめるものではなく、単にコンクリート打設後の硬化したコンクリートから水中に溶出した六価クロムの試験方法の指針である。しかも試験方法は全く実態の伴わない、尻ぬけである。

しかもこの指針には、ていねいにも六価クロムの溶出が少ない固化材として「普通のセメントに比べ六価クロムの溶出が少ない固化材としては、高炉セメントや新たに開発されたセメント系固化材がある」と薦《すす》めている。

ちなみにここでいう高炉セメントとは、高炉スラグ（製鉄所などから高炉灰としてでたもの）五〜七〇％にポルトランドセメントを混合したものである。

高炉スラグには割合としてクロムの含有量が少ないため、これとポルトランドセメントの混合により、六価クロムの溶出が多少減少するということである。また高炉セメントは、初期硬化（最初の七日）は低いが長期硬化（二八日）は高いので、汚染土壌などの恒久処理などに適している、というのが理由のようだ。

しかし、こうした高炉セメントも六価クロムが溶出しないのではない。ブリージング水を測定すれば環境基準値以上の六価クロムが排出される。濃度が多少低くなるかどうかのことで、セメントの量的な面も勘案すれば、汚染防止への効果はほとんど期待できない。これも六価クロム対策にはあくまでも一時凌《しの》ぎの小手先の対応策にすぎない。

基本的な問題としてセメントからは六価クロムが溶出していることは認識されている。たとえばコンクリート製品については、水質汚濁防止の観点からの排水規制はされている。しかしコンクリート構造物に関しては、なんら規制の手が打たれていない。

ダム、橋脚《きょうきゃく》、水中基礎等のコンクリート構造物は、多くは建設現場に運ばれた生コンクリート（通称生コン）が、型枠の中や土壌に直接打設される。こうした場合、六価クロムが含有している分離水（ブリージング水）の回収はほとんどできないのである。

自然環境の汚染の原因となる、土壌に浸透するか、また大気には乾燥して粉塵《ふんじん》になって放出されるか、あるいは建設場所によっては河川、湖沼、海洋などの水域に流れ込んでいく危険性がある。（図表2－6参照）

ここ数十年、コンクリート構造物の建設には生コンクリートの使用が主流になっている。

図表2-6　コンクリート構造物による六価クロム汚染発生源

作成：太秦　清

工事類	搬入	発生源
基礎大型杭	コンクリートミキサー車	リバース泥水
連続壁	コンクリートミキサー車	コンクリート
トンネル・モルタル吹付	コンクリートミキサー車	ケミカルグラウト
橋脚・道路	コンクリートミキサー車	ベントナイト泥水
ダム	コンクリートミキサー車	水中コンクリート
軟弱地盤固化・有害物質固化	コンクリートミキサー車	セメント固化
消波ブロック・ケーソン	コンクリートミキサー車	コンクリート打設

生コンとも通称されている。コンクリート設備をもつ専門の工場のミキサーで、練り混ぜを完了したコンクリートを、ミキサー車で、撹拌しながら（分離を防ぐため）施工現場に輸送する。この生コンの需要は、セメント全需要量の七〇％前後を占めている。

固まらない状態で運ばれた生コンは、現場で流し込まれるが、ここから六価クロムの発生は必然であるが、コンクリート構造物の建築時に発生するブリージング水に溶出する六価クロムの濃度や量を計測する手立てをしていないのである。また、河川護岸の法面《のりめん》に使用される布型枠《ぬのがたわく》はコンクリートを充填《じゅうてん》したのち、そのブリージング水が直接河川へと六価クロムが垂れ流し状態になっているのである。

コンクリート構造物の施工現場だけではない。軟弱地盤の固化や有害物の固化にもあるいは、個人が日曜大工などで利用するセメント工事などでも同様なことが発生しているのである。

全国至る所に存在するコンクリート構造物。それらの施工時、六価クロムの溶出の危険は、常に存在している。肺ガン死の増加もこの問題と無縁ではないという指摘もある。

しかし、こうした状況をだれもが看過《かんか》してきたわけではない。

これまでにもセメント製造各社も、いろいろな方法で六価クロムの溶出を防ぐ技術を開発し、特許申請も行ったが、これらは全て却下されてきた。画期的な防止技術ではないかもしれないが、却下の背景には技術的な問題だけではない、何かが存在するようでもある。

そしてこの六価クロム対策では、コンクリート製造業者とともに、コンクリート構造物の現場施工に携わる建設業者の対応も重要である。

六価クロムの溶出の少ない高炉セメントなどの使用を監督官庁から薦められ、おざなりの溶出試験で、対策を講じているとしている業界体質と監督官庁の姿勢も問われなければならない。憲法には「国民の生命を保護する義務がある」と定められている。

なぜかというと、こうした汚染防止対策問題では、得てして国民の不在が常だからである。

この六価クロム対策も〝国民の視点〟はかやの外におかれているし、〝国民の健康の保護〟を目的としている「土壌汚染対策法」も汚染原因者などへの撤去命令などが中心となっているに過ぎない。もっと基本のところでの防止という部分が抜けているのである。

それだけではない、こうした状況にある六価クロム問題に対し、いま、未然防止の画期的な技術を開発したベンチャー企業が、その技術の特許をめぐり、裁判で争っているのである。

まったく対策がとられていないコンクリート構造物などに対応した、六価クロムなどの有害重金属の固化封じ込め工法である。

特許申請されたこの工法はすなわち「コンクリート構造物をつくる際のセメント混練時に還元剤を混入し、六価クロム等を放出させないことを特徴とするセメント混練方法」であり、基本は先の少量のセメントに水を入れ、混ぜ合わせる時に還元剤を入れると、ろ過した分離水には六価クロムはほとんど存在しない、と同じである。

たとえば、セメント需要の七〇％にのぼる生コンクリートについても、施工直前にミキサー車内に還元剤を混入・混練すれば、施工後の分離水にもほとんど六価クロムは溶出されないというものである。

この工法の効果は、「セメント中の六価クロムをセメント混練中に三価クロム等に融合変換し、その状態でコンクリート構造物中に封入固化することができるので、ブリージング水や排水中に三価クロム等を流出することがないので、土壌、河川、海洋等の自然界を汚染することがなくなる」という。

この特許申請は許可された。特許公報にも掲載された。しかしいざ工法を実施しようとした時、無効通告された。このため裁判での係争になったのである。この裁判の流れの中では、不可解なことが多い。とくに無効理由については、司法がとるべき態度ではない、事実の歪曲さえ行っている。その背景には「なにがなんでも無効にする」という強い意思が見え隠れする。

汚染防止の最大の目的は〝国民の健康の保護〟である。こうした大義にまるで逆行するような司法の姿勢さえ感じさせるものがある。この裁判には、これまで多くの公害事件などで、国民の権利が無視され、行政の無責任体制が指摘されてきたことと同様な様相がうかがえる。

この裁判の中に、国や行政、関連の事業者などの公害問題に対する姿勢が、見て取れる。問題は憲法に定めた〝国民の健康〟を損なう事態が知らされたときに、その責任を誰がとるのか、ということだ。

現実に、日本列島に六価クロム禍が蔓延《まんえん》する危険性がある。誰がこの危険性を回避するのか。

第3章 クロム禍に誰が責任を負うのか

歪曲された言語・解釈には、不純な意図がかくされている

「クロム等固化封じ込め工法特許」をめぐる裁判経過

＊は発明者（原告）提出／▲は特許庁（被告）発行
Tは東京高等裁判所発行／STは最高裁判所発行

日付		裁判の経過・経緯
平成四年　十月八日	＊	発明者、特許を出願する。発明の名称・セメントの混練方法
平成十一年一月二十二日	▲	特許登録査定を受ける。
一月二十二日	▲	**特許公報が公開される。**
十二月　七日	▲	**特許庁より取消理由通知書送付される。**8件もの異議申立により特許を取り消すとの内容。
平成十二年　一月十八日	＊	発明者は、特許異議意見書／訂正請求書・明細書を特許庁に提出する。
二月二十五日	▲	特許庁より訂正拒絶理由書送付、特許拒絶される。
四月十三日	＊	発明者は、意見書にて特許維持を主張。
五月十九日	▲	特許庁は申立人の異議を認め、特許取消決定理由を〈引用例1＝セメント製品の製造法〉と〈引用例2＝クロム酸鉛を含む汚泥等の安定無害処理方法の2件をもって取消決定とする。
六月六日	＊	発明者（原告）は、東京高等裁判所に提訴。引用例1、2は、セメント混練方法と類比されるべきではないと主張。
八月二日	▲	特許庁（被告）は、初回答弁書を送付。
九月十一日	＊	原告は、第1回準備書面にて、コンクリート構造物とセメント製品は同一ではない事・圧縮強度を低下させる事無く六価クロムの溶出を防止する技術に対し、被告は汚泥中の六価クロムと鉛を水酸化物とし、一六・三kg／㎠の低圧縮強度（七日材令）で固化する
十月二十六日	▲	被告準備書面（第1回）では、上位概念で汚泥を物質と拡大解釈し、コンクリート構造物と同一している。
十月三十一日	＊	原告の第二回準備書面にて、セメント製品・クロム酸鉛汚泥とコンクリート構造物との相違点を述べる。
平成十三年一月二十六日	＊	原告の第三回準備書面にて、還元剤の添加後も圧縮強度が低下しない実験報告書を提出。
二月二十八日	▲	被告準備書面（第二回）では、セメント製品と固化汚泥を製品とした上で、引用例にない言葉を加筆し、コンクリート構造物も同一としている。
三月二十一日	＊	原告は、第四回準備書面にて詳細説明をする。
三月二十二日	＊	原告は、第五回準備書面にて詳細説明をする。引用例1、2は類比されるべきものではない旨主張。
平成十四年　二月七日	T	東京高等裁判所より出願に関する期日呼出状の通知あり。
四月十六日	T	**口頭弁論終結の判決において、原告の請求が棄却される。**引用例1、2を被告が製品とし、高等裁判所はセメント生成物を同一とした判断で、言語・意味不明な拡大解釈から成る判決。
六月十九日	＊	**日本国憲法三章十三条及び十五条二項／二十五条・二十九条により国民の生命と安全を守る義務の憲法違反として最高裁判所へ上告する。**
七月二十二日	ST	**最高裁判所より審理決定の通知あり。現在、審理継続中。**

一　封じ込め工法特許の無効の怪

環境防止技術のあるベンチャー企業が、コンクリート構造物などを対象とした画期的な六価クロム封じ込め工法（「有害重金属（クロム等）固化封じ込め工法」）を開発し、平成四年（一九九二年）に特許の出願をした。

コンクリート製品やクロム酸鉛汚泥などからの六価クロムには、工場で管理処理することが義務づけられていて回収処理が可能である。しかしダムや橋梁、高速道路などのコンクリート構造物は建造時に六価クロムの排水回収はできない。それなのにコンクリート構造物による六価クロム対策はまったく放置されたまま、なんら手が打たれていない。

また六価クロムの鉱滓の投棄地では、今日でも降雨時に染み出してくる六価クロムを一時的に三価クロムに還元処理して閉じ込めても、やがて時間の経過とともに、六価クロムに酸化してしまうことということを繰り返している。

このように六価クロムに関しては、知っていて、わかっていてもなんら本格的な対策をとっていないという現状を危惧して、六価クロムの固化、封じ込め工法を開発したのである。

この封じ込め工法は申請後、実際に巨大コンクリート構造物建設で使用されたり、汚染土壌の固化封じ込めに効果を発揮するなど、実績を積んできた。

この特許の請求範囲は、

「コンクリート構造物を作る際にセメント混練時に還元剤を存在せしめて、六価クロム等を放出させないことを特徴とするセメント混練方法」

である。

ここにあるように、同特許はあくまでも対策が講じられていない〝コンクリート構造物〟を対象とした六価クロムの封じ込め工法である。

特許は出願後、七年経た平成十一年（一九九九年）一月に登録された。

この六価クロム封じ込め工法は、世間に公開され注目を集めた。

しかしほどなく、この特許に対する「特許異議申立書」が七月に一通、九月に二通、いずれもこれまで、同様な六価クロム等の溶出を防ぐ技術の特許申請を行い、却下された特許出願人が代理人（弁理士）を通じて、特許庁長官宛てに提出され、この工法は、すでに却下されたものと類似した技術であるから取り消されるべきだと申し立てしたのである。「特許異議申立書」三通には、引用例を八件も挙げて取り消しの理由としていたのである。このことは、特許庁は八件も見落としたと云うことである。

特許庁はこれを受けて平成十一年（一九九九年）一二月に、登録したその年に特許を取り消した。

その取り消し理由は、たとえば申立人三者のうち、一番類似しているとする引用例を2件あげている。ちなみにその引用例1の特許の範囲は「生コンクリート製造又はセメント製品製造においてセメント、骨材および水の練り混ぜに際し、使用水に所要の第一鉄塩溶液を添加することを特徴とする、廃水中にクロムイオンを生じないセメント製品の製造方法」というものである。

再掲するが六価クロム等の封じ込め工法の特許の範囲は「コンクリート構造物を作る際にセメント混練時に還元剤を存在せしめて、六価クロム等を放出させないことを特徴とするセメント混練方法」（本件特許発明）である。

■本特許の請求範囲■
コンクリート構造物を作る際にセメント混練時に還元剤を存在せしめて、六価クロム等を放出させないことを特徴とするセメント混練方法

■引用例1の請求の範囲■
生コンクリート製造又はセメント製品製造において、セメント、骨材および水の練り混ぜに際し、使用水に所要の第一鉄塩溶液を添加することを特徴とする、廃水中にクロムイオンを生じないセメント製品の製造方法

特許庁はこの双方の特許の範囲を比較して次のような判断を下したのである。

引用例1の「生コンクリート製造又はセメント製品製造の際」、「セメント、骨材および水練り混ぜ時」、「第一鉄塩溶液を添加し」、及び「洗浄水又は廃水中に六価クロムを溶出せしめない」は、本訂正後発明（封じ込め工法）における、「コンクリート構造物を作る際」、

「セメント混練時」「還元剤を存在せしめて」及び「六価クロム等を放出させない」のそれぞれに対応するものである。

しかし、たとえば「生コンクリート製造又はセメント製品製造の際」と「コンクリート構造物を作る際」とは明らかに違う。コンクリート製品と、コンクリート構造物は同一ではない。六価クロム対策に関しては、双方はまったく異なる対応がされ、またされる必要があるのである。双方の特許の範囲は基本的なところから、異なっているのである。

しかし、特許庁は特許法二九条第一項第三号、または同第二九条第二項の規定に違反していることを理由に取り消しを決定した。

ちなみに特許法二九条第一項第三号は、産業上利用できる発明をした者でも、特許出願前に刊行物等に記載された発明、あるいは通信などを通じて、利用可能になった発明は除かれる。また、第二九条第二項は、特許出願に係る発明が、その出願の日前に、すでに出願されている同一の発明がある場合は、特許を受けることができない、という趣旨の法である。

要するに、すでに同一の発明が、特許出願されている場合は、特許を受けられないということである。

すなわち封じ込め工法をそれ以前に特許出願され却下された、数例のクロム等の除去技術の発明案件と〝同一〟であると見なしたのである。

しかし、特許庁は特許申請に対し、一度は特許を許可した。許可するための審査では、当然類似していると思われる過去の特許出願例（引用例1）を十分に検討、精査しているはずである。十分な審査を得たはずのものが、登録、公開後に二、三の異議申し立てを受け、再審査したら引用例1と〝同一〟であったから、無効にするという。本来、知的所有権を保護する立場の特許庁が、それに逆行する軽率な行為をとったのである。

とくに問題は、〝同一〟の発明という、こじつけにちかい判断をしたことである。

特許庁の取り消しの通知を受けると即刻、「異議意見書」を提出し、再審理の上、特許の維持を申し出た。

「異議意見書」ではまず、「生コンクリート製造又はセメント製品製造の際」と「コンクリート構造物を作る際」とはまったく別のものだということ。とくに対象となっている六価クロム等の汚染の封じ込め、除去の対処、方法は異なっているのである。

とくに、「異議意見書」に訂正後発明を加えた。特許請求の範囲を次のようにした。

「コンクリート構造物を作る際にセメント混練時に該セメントの六価クロム量に対し、還元剤を一五～三〇倍存在せしめて、六価クロム等を放出させないことを特徴とするセメント混練方法」

当初の範囲では、「セメント混練時に還元剤を存在せしめて」としていたところを「該セメントの六価クロム量に対し、**還元剤を一五～三〇倍存在せしめて**」と還元剤の使用量をセメントに含む六価クロム量に対し、具体的に提示したのである。

これはセメントに含まれているクロム量に対して、溶出を防ぐのに必要な還元剤の量を示したものであるが、同時にコンクリート構造物が、構造物としての機能を果たすために必要な固化強度（圧縮強度）を確保するための、添加する還元剤の量をあえて示したのである。

通常、製造されているセメント（ポルトランドセメント）には、六価クロムは七・六mg／kg、全クロムは四四mg／kgが含まれていて、これに骨材などを配合したコンクリートに水を入れ混練したあとにでる分離水（ブリージング水）からは、六価クロムは七・一mg／ℓ、全クロムは七・六mg／ℓ検出される。これの六価クロム量は水質汚濁法による排水基準（〇・

図表３-１　高ＰＨクロム還元剤を添加したコンクリート分離水の検討実験

材　　料	六価クロム	全クロム
ポルトランドセメント	7.6mg／kg	44mg／kg
ポルトランドセメント 水・細骨材・粗骨材・混和剤	7.1mg／L	7.6mg／L
ポルトランドセメント 水・細骨材・粗骨材・混和剤 還元剤	0.021mg／L	0.11mg／L

三立処理工業株式会社分析センターより

〇五mg／ℓ）の実に一五〇〇倍ほどになる。

これに対し、セメント混練時に還元剤（硫酸第一鉄）を添加した場合は、混練した後の分離水からは、六価クロムは〇・〇二一mg／ℓ、全クロムは〇・一一mg／ℓが検出されたにすぎない。（図表３－１参照）

「異議意見書」に対し、特許庁はコンクリート製品とコンクリート構造物の違いを認めず、「取消理由通知」での〝同一〟の概念を変えず、また訂正後発明の「該セメントの六価クロム量に対し、還元剤を一五～三〇倍存在せしめて」については、また過去の特許出願の引用例２を引き、これも〝同一〟であると判断した。

引用例２をひいて、すでに「六価クロムと他の有害重金属を同時に安定無害化処理するために、六価クロムと他の有害重金属（例えば鉛）を含む物質に硫酸第一鉄、水、セメントを加えて攪拌し、硬化させる際、（中略）六価クロム量の一九・二倍以上の硫酸第一鉄を添加する構成」という記載があるから、訂正後発明の構成のようにすることは、容易になしえる程度のものだと結論づけている。

■引用例2の請求の範囲■

（1）クロム酸鉛を含む汚泥等に硫酸第一鉄とセメントとを添加混合して固化することを特徴とするクロム酸鉛を含む汚泥等の安定無害化処理方法。

（2）硫酸第一鉄を、クロム酸鉛を構成する六価クロムの量の一九・二倍以上とした特許請求の範囲第一項記載のクロム酸鉛を含む汚泥等の安定無害化処理方法。

引用例2では、まず前提として、この技術が「クロム酸鉛を含む汚泥等」を対象とし、「コンクリート構造物」を対象とした工法とは基本的な違いがある。なぜならば、引用例はpH九・九の汚泥に対し、硫酸第一鉄でpH三・四程度に下げて還元に必要な量を一九・二倍とし、以後のセメントによる中和と固化を行うもので、セメント中の六価クロムは全く考慮対象としていないものである。

しかも引用例2は、還元剤の添加量にしても「六価クロムと他の有害重金属（例えば鉛）を含む物質」に対し、「一九・二倍以上の硫酸第一鉄を添加する」としているが、訂正後発明は「該セメントの六価クロム量に対し、還元剤を一五～三〇倍存在せしめて」である。固化汚泥もコンクリート構造物として使用される強度の範疇である。

しかし特許庁の引用した「六価クロムと他の有害重金属（例えば鉛）を含む物質」は、実際の引用例2には記載がない。これは特許庁が、「六価クロムを含む汚泥」を訂正、加筆したと思われる。

加筆された「他の有害重金属（例えば鉛）を含む物質」は、この特許が対象とする「六価クロム等」の範囲を著しく拡大したもので、問題の本質をねじ曲げようとする意図さえうかがえる。本来、してはならない、引用例への加筆、訂正が特許庁の手で行われた事実の裏に何があるのだろうか。特許制度に対する、あるいは知的所有権の問題にも抵触する重大な過誤といえる。

ともあれ、還元する対象の物質や添加の量など、誰がどう読んでも、この異なる二つの発明を特許庁は〝同一〟と判断し、訂正後発明も異議も認められないと、「訂正拒絶理由通知書」を送った。「異議意見書」の提出からわずか二〇日という異例の早さで処置したのである。

しかもその三カ月後には、特許庁は特許に対する「異議」の申し立てをした三者に対して八件もの引用例を揚げて「異議の決定」をした。特許庁は、八件もの引用例の見落としを認めていることと同義である。

その理由として、すなわちこの発明は「特許法二九条第一項第三号の規定に違反してなされたものであり、取り消されるべきものである」というのである。

しかしここでは特許庁は先の「取消理由通知」にあげたあの第二九条第二項のいわゆる〝同一〟の判断は避けた。第一項第三号のすでに「頒布された刊行物に記載された発明」または「電気通信回線を通じて公衆に利用可能となった発明」があるから特許は取り消されるべきもの、という判断のみ付したのである。異議申立人の三者への配慮さえ感じられる決定であった。

二　特許取り消しに潜むゆがんだ社会構造

「取消理由通知」を受けて、高等裁判所に特許庁（長官）を相手どって訴訟をおこした。

クロム等の固化封じ込め工法を開発したのは、長い間、環境汚染防止技術等にかかわってきたその経験から、見過ごされているセメント、コンクリートから六価クロム汚染が現実に全国規模で進行しているにもかかわらず、本格的な対策が講じられていないことに、危惧を抱いていたからである。

クロム汚染の実態や将来への拡大への恐れを認知している関係者は少なくない。特許の問題は関係者の注目を集めてきた。それはこの問題への関心の高さとも関連する。しかし、この問題の監督官庁をはじめとする行政はむしろ無関心を装った。この問題の深刻さを知りつつも、〝責任逃れ〟ともとれる事実の隠蔽や歪曲さえしようとしている。この裁判の経過にはそうした無責任体質が常に漂っていた。

そのことがこの種の公害対策の問題にどう影響しているかというと、たとえば公害防止対策の新技術が開発され、それを建設事業者などが使用したいとしても、必ず監督官庁などの御墨付きがなければ、現場で勝手に使用できないようになっている。公共事業発注や補助金のカットなどを楯に、勝手な使用を阻んでいるからである。こうした長年の慣習のような仕組みは、ことに公害対策などでは顕著になってくる。この特許をめぐる裁判の背景にも、こうした目に見えない圧力のような何かが潜んでいたのである。

東京高等裁判所では平成十二年（二〇〇〇年）八月から「平成一二年（行ケ）第一九一号取消決定取消請求事件」として審理が始まった。

原告は平成十二年（二〇〇〇年）九月に「原告第一準備書面」を高裁に送った。

ここではまず、先の決定に引用したあの「生コンクリート製造又はセメント製品製造の際」と「コンクリート構造物を作る際」を〝同一〟視したことへの反証として「コンクリート構造物」と「コンクリート製品」の違いを明確にし、またとくに「生コンクリート製造」についても引用例1の特許請求範囲からして、「セメント製品を製造するための生コンクリートであることは明白である。その製造方法も工場であるがゆえ遠心力締固め法、振動締固め法、オートクレーブ養生法《ようじょうほう》等の製法を採用して高強度の製品を得ることができる」として、「生コンクリート製造又はセメント製品製造の際」の引用例は、あくまでも「コンクリート製品の製造」であり、「コンクリート構造物を作る際」とは〝同一〟ではないことを主張。

また「六価クロムと他の有害重金属（例えば鉛）を含む物質」は本来、引用例2の記載にはなく、「六価クロムを含む汚泥」を拡大解釈し、「汚泥」を「他の有害重金属（例えば鉛）を含む物質」と解釈し、事実を曲げ、加筆したことに異議を唱えた。

さらに「六価クロム量に対する還元剤の量一五〜三〇倍」の訂正後発明に対し、特許は引用例2「クロム酸鉛を含む汚泥等に含まれる六価クロムと他の有害重金属を同時に安定無害化処理するために（中略）撹拌し、硬化させる際、六価クロムの量の一九・二倍以上の硫酸第一鉄を添加する構成」をあげ、その使用量の「一五〜三〇倍」と「一九・二倍以上」をもって、こうした構成は容易になしえる、やはり〝同一〟視したことについては、添加の対象が引用例2では「クロム酸鉛を含む汚泥等」であり、「コンクリート構造物」であり、比較しえない対象に対しての添加量をいっていることについては、対象の違いにより含まれる六価クロム量の相違に対し、添加する還元剤量（固化強度）は自ずから異なり〝同一〟

とはならないことを主張した。

この「原告第一準備書面」では、争点となっている特許の問題とともに特許にかかわるわが国の制度の不備、また守られるべき知的所有権の問題などにも言及している。

被告側の特許庁の「第一回準備書面」は、原告の「書面」の提出から一か月半後、平成十二年（二〇〇〇年）一〇月に提出された。

ここで被告の反論としてまず、「コンクリート構造物」「コンクリート製品」に関して、奇妙な主張をしている。

「コンクリート構造物とは単にコンクリートを主材料とする構造物のことであるから、施工現場では、生コンクリート（未硬化コンクリート）を製造して、施工現場で生コンクリートを打設して構築するもの、生コンクリートミキサー車で施工現場まで搬送し、その生コンクリートを施工現場で打設して構築するものもコンクリート構造物であり、工場又は施工現場で製造されたコンクリートブロック等のコンクリート製品は単品では構造物とはいえないけれども、施工現場で複数のコンクリート製品を上下左右方向に連結して構築するもの（たとえばコンクリートブロック塀等）はコンクリート構造物といえるものである」。

コンクリートブロック塀も現場で構築された〝構造物〟であるという解釈で、だから「生コンクリート製造又はセメント製品製造の際」の引用例1は〝コンクリート構造物〟と同一であると云った半ば強引な論法で主張。組合わせれば何でも構造物になるとしている。

セメント製品とコンクリート構造物が同一であるとする特許庁の主張に対し、原告は比較類推するものではない事を繰り返し述べてきた。引用例1のセメント製品について、原料指定、製造管理条件、JIS工場内での製造場所指定、製造時廃水処理と環境基準数値の規定等、公害防止処理による排出基準が厳然と義務づけられている。また引用例1の実験数値は硫酸第一鉄を添加した試験ブロックを一〇日間養生後それぞれ一〇倍量の水に浸漬して、一ヶ月間放置して、固体から溶出される六価クロムの量を求めたものであり、製造時のブリージング水を計った試験結果ではない。（図表3－2参照）

コンクリート構造物がセメント製品に較べ圧倒的にセメントの使用量が多いにも関わらず、前述有害重金属六価クロムを含む排水の処理規定が無く、現場打ちコンクリート構造物においては、濃度の高いブリージング排水の全量回収ができない条件にある。これはコンクリート製造及び打設後までの条件が異なるから環境基準が守られない管理下にあるこ

図表3-2

硫酸第一鉄溶液(7水塩として10%)を添加して390×190×100の試験ブロックを各5個つくり10日間養生後それぞれ10倍量の水に浸漬して1ヶ月間放置して、これから溶出される六価クロムの量を求めて見た実験結果(引用例1より)

サンプル	製品100kgに使用された硫酸第一鉄溶液	対製品当たりの、製品から溶出された六価クロムの量(ppm)
A	0	6.0
B	100ml	0.38
C	200ml	0.12
D	300ml	0.05

とを示しているのである。各省庁の工事共通仕様書に六価クロムの環境基準値の遵守や、今日まで公害防止対策が全く為されていない。製造時の発生源（ブリージング水中の六価クロム）対策が原則であり、その処理対策を行なわなければならない。基準値が遵守されるべき新たな施工法の発令が必至である。

ちなみに、特許庁は引用例1セメント製品方法・引用例2クロム酸鉛汚泥の無公害処理工法を同一とはしたうえでコンクリート構造物も同一としているが、各引用例の処理は実施されているのか。また、コンクリート構造物に要求される圧縮強度は、用途に応じて大きく変化するものであり、コンクリート構造物の用途によっては充分な必要圧縮強度である場合もあると特許庁準備書で述べられているが、どこでそれらは使用されているのか。特許庁の主張するセメント製品と有害汚泥を固化したものを製品と述べているが、実体を示して欲しい。

また、六価クロムは循環使用水に、オートクレーブ（蒸気養生窯）のドレン排水中・沈澱汚泥中に含有されている。排水中では工場製造者の健康の問題、汚泥処理では工場敷地内に埋め立てるケースと産廃物として産廃物業者に引き取らせているか、セメント工場が引き取っているかのいずれかである。それにしても「大量のセメント使用からの六価クロムは沈澱汚泥の分離水から、六価クロム溶出はどうなっているのか。今日還元剤を使用された痕跡はみられないのはどうしたことか。本件特許裁判の無効はこれらを放置しても許されることになるなら、かえってセメント業界の発展にブレーキをかけ、誤解を招く恐れがある。

六価クロム対策の基本的な問題は、コンクリートがどこで（管理された工場か管理しにくい現場）固化するかということ。また、技術・工法もセメント混練後の分離水（ブリージング水）から溶出される六価クロムを還元剤で減少させるか、あるいは混練時に還元剤を添加し、コンクリート内に六価クロムを閉じ込め、分離水からほとんど溶出させないか、に大きく別れるのである。この特許は後者の工法である。

特許庁はこうした基本的な技術の違いさえも混同し、コンクリートブロック塀も、構造物だと判断しているのである。

こうした理由で、「生コンクリート製造又はセメント製品製造の際」と「コンクリート構造物を作る際」が対応するものであるとした認定には誤りはない、と被告は主張した。

そしてこうした論法はさらに重要なところでエスカレートし、法を守り遂行する国の機関としてはあるまじき行為をみせた。

「六価クロムと他の有害重金属（例えば鉛）を含む物質」について原告が「汚泥等」を「他の有害重金属（例えば鉛）を含む物質」と拡大解釈している、と指摘したことに対し、次のように反論したのだ。

引用例2には「汚泥等」と記載されていることを認めた上で、

「引用例記載の発明の認定においては、『汚泥等』の上位概念として『物質』というワードを使用しただけであって、『汚泥等』を拡大解釈したものではなく、本件決定は引用例2に記載の発明の認定を誤ったものではない」

と主張している。

特許法という厳格な法制度の中にあって、とくに引用例2への加筆等による拡大解釈することがあっていいものか。厳格な審査が問われるこの種の問題で、これは重大な違反行為である。

ましてや「『汚泥等』の上位概念として『物質』というワードを使用しただけ」という記述には、驚愕《きょうがく》する思いだ。特許で扱われる言葉、ワードの一語一語が、重要な意味をもち、それだからこそ厳格な審査が要求されているのである。

「物質」という言葉の意味は、単に製品や構造物やそれらを包括する〝上位概念〟だと言明できる程度の軽い言葉ではない。しかも「ワードとして使用しただけ」にいたっては、司法に対する冒涜《ぼうとく》にも等しいものがある。ただ、判決文中の取消事由2においてもこの事に対する指摘はなく被告特許庁の準備書面通りが採用されていた。

もう一つの争点である訂正後発明の還元剤の添加量の問題では、やはりとらえ方の前提がすでに異なる。

また訂正後発明の「セメントの六価クロム量に対して、還元剤を一五〜三〇倍存在せしめる」について、被告の反論は引用例1・2をあげ、これらを併せて構成すれば、この還元量の数値は、容易になしえる程度のものだとしている。

すなわち引用例1「記載の発明はともに、セメントにより固化する材料中のクロムその他の有害物質を還元し、固化された製品からの六価クロム等の溶出を防止し安全な製品を提供使用とするものである点で、共通の課題を有するものであり……」と引用例2「記載の発明においても、セメント、水、骨材の混練中の六価クロムと硫酸第一鉄の還元反応は、固体中の反応である」をあげ、縦証としての汚泥、製品、構造物という包括した概念をつくり、これに引用例2が記載している「理論的添加量」を引用している。

引用例2に記載されている理論的添加量の数値（引用例2では「必要な硫酸第一鉄の理論的添加量は、汚泥中に含有される六価クロム量の一六倍」で、これに「固体中」という条件を加えると「含有する六価クロム量を一九・二倍以上」）を援用。

要するにこれに「安全性を加味」すれば、訂正後発明の「還元剤を一五〜三〇倍存在せしめる」と同じようなものだと反論している。

しかし、ここで示している添加量の数値が対象としているのは「六価クロムと他の有害重金属（たとえば鉛）」であって、コンクリート構造物ではない。このため比較するための

図表3-3　セメント混練時に還元剤を添加したコンクリート構造物の強度

項目	材料の配合量（kg／m³）							圧縮強度（N/mm²）	
	セメント	水	細骨材	粗骨材	AE減水剤	AE剤	還元剤	7日	28日
ベース	327	180	826	935	3.27	3.50A	0	23.2	35.3
30倍	327	180	826	935	3.27	3.50A	0.137	23.8	35.2

株式会社内山アドバンス中央研究所の試験より

根拠とはなり得ないのである。

この特許が問題にしてきた、コンクリート構造物として機能する固化強度の必要性についても「コンクリート構造物に要求される圧縮強度は、用途に応じて大きく変化するものであり、六価クロム等の放出をできる限り減らすことを主目的とした結果、圧縮強度がある程度低下しても、コンクリート構造物の用途によっては、充分な必要圧縮強度である場合もある」とあいまいである。

構造物としては、用途により多少の強度の上下はあるだろう、しかし、最低必要な強度は確保しなければならない。還元剤の添加量によって、固化強度は変化する。軟弱であれば、構造物として機能しないし、また汚泥の固化についても、時間の経過で再溶出の恐れがある。（図表3－3参照）

しかも再三ふれているように、この特許は、「コンクリート構造物に六価クロム等を固化封じ込め」する工法である。分離水には六価クロムをほとんど溶出させない、という考え方がある。「六価クロム等を溶出させない」ことと「必要な圧縮強度の確保」という観点から、「還元剤を一五〜三〇倍存在せしめる」を打ち出している。

しかし引用例2は、もともと汚泥を対象とした、「六価クロム等の放出をできるだけ少なくする」というものである。「放出をできるだけ少なくする」ためなら「一九・二倍以上」いくらでも添加していいのか。放出は少なくなっても圧縮強度が出ないということも考えられる。特許庁の反論でいっているように「六価クロム等の放出をできる限り減らすことを主目的とした結果、圧縮強度がある程度低下しても、コンクリート構造物の用途によっては、充分な必要圧縮強度である場合もある」ということはありえないのである。

引用例2ではクロム酸汚泥に硫酸第一鉄とセメントを添加混合した強度の実験数値が明記されている。（図表3－4参照）

以下、実験結果表の詳細を説明する。

汚泥一〇〇〇gに対して実験番号1（二〇〇g）・2（五〇〇g）はセメントだけを添加混

図表3-4　クロム酸汚泥に硫酸第一鉄とセメントを添加混合固化した強度（引用例2より）

実験番号		1	2	3	4
普通ポルトランドセメント[g]		200	500	200	500
汚泥［g］		1000	1000	1000	1000
硫酸第一鉄［g］		0	0	300	300
溶出液濃度mg／L	Cr^{6+}	5.96	1.70	N.D	N.D
	Pb	18.5	24.5	N.D	0.21
圧縮強度(材齢7日)kg／cm²		2.5	19.2	2.5	16.3

合したもので実験一の圧縮強度（材齢七日）二・五kg／cm²、実験2の圧縮強度は一九・二kg／cm²と示され、鉛はセメントを加える事により、その溶出量が増加していると記載されている。当然六価クロム、鉛は環境基準値を大きく越えている数値となっている。

この強度を見て構造物に適応する強度であるかどうかを判断したら、当亥業者の常識として、「コンクリート構造物の強度が得られない事を判断する」到底同一や応用の範囲ではない事例である。モルタルセメントの最低圧縮強度でも一〇〇kg／cm²ある。

引用例2には、クロム酸汚泥にセメントを加えた場合の強度一九・二kg／cm²それに、硫酸第一鉄七水塩を一九・二倍以上三〇〇g（約二九倍）添加したクロム酸汚泥強度が一五％も下がっている。

（図表3－2）の三〇倍はセメント中の六価クロム量に対し、無水硫酸第一鉄を添加した量を表し、コンクリート構造物の圧縮強度は硫酸第一鉄を加えても変わらないのである。

特許庁が準備書面で述べた強度がある程度低下しても、できるだけ有害重金属の放出を減じることを主目的として、コンクリート構造物として使用される場合もあると述べている。前述の数値を見たら、コンクリートの知識があるものであればコンクリート構造物の強度として初めから範疇に入らないもので、常識的に同一視できないものである。

実験番号3・4は硫酸第一鉄を三〇〇gずつ添加したら、六価クロム、鉛とも環境基準値以下になった。しかし実験結果4の数値でセメント量が多いとpHが高く鉛は溶出することが記載されている。pHが一三であったなら水酸化クロムにも水酸化鉛にもならない。セメント添加量として実験3（二〇〇g）、圧縮強度（材齢七日）で二・五kg／cm²、実験4（五〇〇g）では二・五倍添加している。その結果、圧縮強度（材齢七日）一六・三kg／cm²と記載されている。硫酸第一鉄を三〇〇g、セメント五〇〇gもの大量添加で、一九・二kg／cm²から一六・三kg／cm²まで約一五％強度が低下している。コンクリート構造物強度をイメージしたらこんな不経済なことではできないのが常識である。二・五kg／cm²強度で有害重金属が検出されていない実験数値三に対して、敢えて二・五倍のセメントを添加して圧縮強度（材齢七日）で一六・三kg／cm²を必要としたのは二・五kg／cm²では固化しないことを意味し、その程度の強度が無ければ、重金属の再溶出する危険性があったからである。更に引用例2では硫酸第一鉄三〇〇gの添加はpHが低くなり還元されたものに、アルカリでpHの高いセメントを五〇〇gも添加している、水酸化クロムと水酸化鉛の化学反応式が記載され、pHが酸性側にしてアルカリ中和された過程が述べられており、水酸化物の反応を前提としているのである。水酸化物の中和には充分な還元剤量と撹拌が行わなければならない。

一方、コンクリート構造物製造時のセメント骨材等の撹拌は一分程度であり、大量の還元剤と充分な撹拌による中和は、コンクリート構造物の強度が大きく低下する現象を招くのでしてはならない絶対条件である。

判決文中にある引用例2の中で「この発明における六価クロム、鉛の溶出防止のメカニズムは、硫酸第一鉄及びセメントが汚泥中のクロム酸鉛乃至既に遊離している六価クロム、鉛と反応し、六価クロムは還元され毒性の少ない三価のクロムとなり、不溶性の水酸化ク

図表3-5　硫酸第一鉄のクロム酸鉛汚泥処理とコンクリート構造物に添加する量の比較

作成：太秦　清

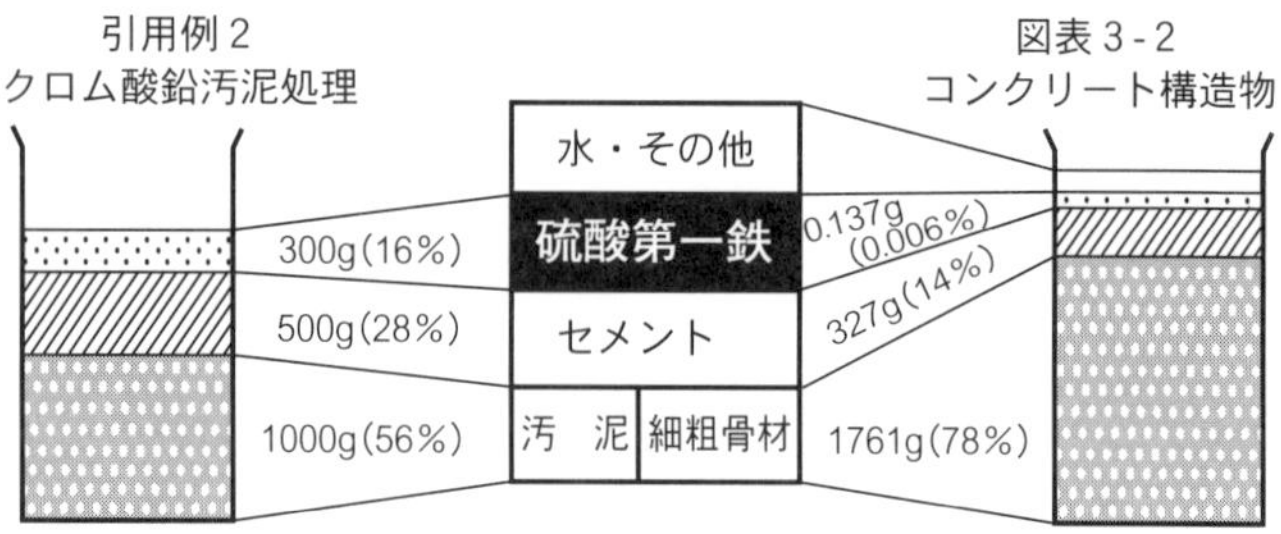

クロム酸鉛汚泥処理の場合	コンクリート構造物の場合	使用量倍率
硫酸第一鉄　300 g	0.137 g	2,189倍
セメント　500 g	327 g	1.529倍

ロムを生成し、鉛は水酸化鉛になるものと考えられる」「水酸化クロム、水酸化鉛は不溶性であり硬化したセメントの中に完全に封入され外に出てこない」とある。

これに対し、無効決定されたコンクリート製造時のpHは一四と高い状態のまま六価クロムをブリージング水中に排出させず強度の低下をみない技術であって、中和反応ではなく、電子融合作用による技術ゆえに少量の添加で良いので、引用例2とは明らかに異なり類比することが出来ない。

原告が主張する特許は、図表3－5に示す硫酸第一鉄の添加量はセメント量に対してこれほど少ない。

コンクリート構造物とクロム酸汚泥ではこれほどの大きな差異と数値である。特許庁の主張は類比すべきものでないものを無理に同一としたものである。

特許庁準備書面（第二回）において「……しかし原告の主張は被告の主張を曲解するものである。コンクリート構造物自体、構造物として必要な圧縮強度を備えていなければならないのは当然であって、本訂正後発明においても、製造後のコンクリート構造物が必要な圧縮強度を備えていることを前提として製造しなければならない事は言うまでもない」とあり前述と矛盾する論理である。更に「被告が『訂正明細書には、訂正後発明は圧縮強度が低下しないものである事は記載されておらず』、と述べたのは、本訂正明細書には、還元剤を添加した時の圧縮強度が、還元剤を添加しない時の圧縮強度に比較して低下しないものであることは記載されていないことを指摘したものであり……」。（本件コンクリート構造物は圧縮強度が低下しないものであるという実験数値を高等裁判所に提出済みである）

また「被告が『圧縮強度がある程度低下しても、コンクリート構造物の用途によっては、十分な必要圧縮強度である場合もある』と述べたのは、還元剤を添加した時の圧縮強度が還元剤を添加しない時の圧縮強度に比較しある程度低下したとしても」（引用例2の図

表3－3では、一五％も低下している）、「製造後のコンクリート構造物が必要な圧縮強度を備えていれば実用上問題がないことを述べたのであって、被告は『コンクリート強度によっては一六・三kg／cm²の汚泥固化でも充分な必要圧縮強度である』などとはいっていない。」と述べているが、このことは重大な問題である。

なぜならば、被告は「本件訂正後発明、甲第二号証及び甲第三号証はいずれも、セメントにより固化する材料中のクロムその他の有害物質を還元し、固化された製品からの六価クロム等の流出を防止、安全な製品を提供しようとする課題を有する点で共通している」と述べており、一六・三kg／cm²の強度でも製品になりうる事につながるのである。有害重金属の固化汚泥を製品とはいわない。

コンクリート構造物自体の構造物としての必要な圧縮強度を備えていなければならないのは当然であって、これを認めたにも拘わらず、一六・三kg／cm²の汚泥固化圧縮強度が記載された引用例2を挙げたことは、コンクリート構造物の圧縮強度が、一六・三kg／cm²でも充分な必要圧縮強度であることと同意であり、「いっていない」とすることとは矛盾している。

特許庁が無効決定した引用例2に、記載されている実験値でより明確に一六・三kg／cm²という数値を挙げて事実説明したものである。さらに、特許庁準備第一書面において『使用する細、粗骨材を鋼砕スラグ、銅砕スラグとした場合、コンクリート構造物を作る際のセメント混練中に無害化処理すべき六価クロム及び鉛等の重金属の量は更に増加する場合もあり』とあるが、セメントや骨材からの重金属の増加を熟知しているにも関わらず今日コンクリート構造物からの六価クロムを放置したままで、このたびの公害防止手段を無効決定した事実は不作為の行為にあたる。

さらに「六価クロムと鉛を含有する汚泥等にセメント、硫酸第一鉄溶液、水を加え、混練し固化される汚泥等の無害化処理化処理技術である引用例2記載の発明の構成が、セメントにより固化したものが硫酸第一鉄の添加により圧縮強度が低下するものであるからといって、圧縮強度を必要とするコンクリート構造物を作るためのセメント混練方法に適用することはできないという前記原告の主張は理由が無いものである」と被告は述べているが一般常識として、このような場合はコンクリート構造物には使用されない。

前述被告準備書面（第二回）の中で六価クロム等の放出をできる限り減じる事を主目的

として強度の低下が充分認められていたにもかかわらず、引用例2を無効決定の理由書にあげた事は紛れも無い事実である。さらに判決文取消事由2の中でも引用例2の圧縮強度が低下した試験結果と強度が絶対とするコンクリート構造物が比較対象にならない事は一切述べられていなかった。

特許庁も含めてこれら引用例は、有害性が充分認識されているとしながら未《いま》だに対策が講じられておらず、しかもＪＩＳ規格を前提とするセメント製品にはたとえ公害防止となる還元剤さえも規格外となり使用できない。

原告と被告の特許庁の主張は半ば平行線のまま、およそ一〇カ月が経過した。この間被告は「第一回準備書面」にあるように、厳格であるべき言葉を安易に扱い、また引用例をも正確に引かなかったり、原告側の主張を誤って引き反論したり、ただ無効、取り消しのためには「何が何でも」の姿勢で終止した。こうした特許庁の態度の裏には、公平たる対応とは思えないなんらかの外圧の存在さえ感じさせるものがあった。

原告の「五回準備書面」(平成十三年三月)でもって書面による弁論は終えた。高等裁判所は、ただちに判決することを明示したが、実際に判決が下されたのはおよそ一年後の平成十四年五月である。

原告は、判決の出る一週間前、東京高等裁判所長官あてに書面を提出した。そこには、世界的にも知的財産権が重視される時代に、あたかも逆行するような特許庁の姿勢、また現行の特許制度の根幹ではなく、枝葉的因子を上位概念とする見解について、同一言語がつかわれていれば前後や総体は別物でも同一とする事は問題である旨申し入れた。

「特許取得に際しては環境改善の期待を基に開発から、一〇余年、情熱と時間と労力、多くの資金を注ぎ込み、再三審査がなされて取得した（本訂正後発明は）環境改善に役立てられる知的財産権であります。取消決定がなされた特許異議申立引用例は、特許庁が過去に否認し、知り得ていた技術であります。それらの特許登録された弊社技術を特許無効通知として出されたこの事件は、特許庁内の審査手法のあり方が不十分であったことによるものであります。知的財産権重視の時代に極めて粗雑で不条理な経過をさらしております。現特許法ではその間の特許料金さえ返還されず、遺憾な処遇を受けています」。

しかし結果、東京高裁による判決は「原告の請求を棄却する」であった。

判決の理由は、被告の反論をほぼ踏襲したものだった。しかも技術に関する記載は微《び》にいり細《さい》にいりで、はじめに棄却ありきの論述展開であった。

判決理由の論点のひとつは引用例の「生コンクリート製造又はセメント製品製造の際」と原告特許の「コンクリート構造物を作る際」は相違か同一かであった。

「判決理由」では、「複数のコンクリート製品を施工現場で合体させて一つの構造物を構築するのもコンクリート構造物」で、また「生コンクリート製造とは現場打ちのコンクリート構造物を構築するための生コンクリート製造」や「生コンクリート製造プラントで製造された生コンクリートをコンクリートミキサー車で施工現場まで運搬供給して、その生コンクリートを施工現場で打設して構築するものも、コンクリート構造物に当たる」とし、だから「セメント製品製造」も「生コンクリート製造」も「コンクリート構造物」と同一だと判断した。

この「理由」にある「施工現場」という言葉は、引用例1にはなかったもので、あえて加筆され、しかも「生コンクリートを施工現場で打設して構築するものも、コンクリート構造物に当たる」と拡大解釈して結論づけている。逆に引用例1にあった「この工場において」という場所を限定したこの言葉は削除されていた。この事はセメント製品とコンクリート構造物を同一とするために、被告特許庁の主張を優先させ加筆、削除等の誘導的解釈を許している事実は、明らかに作為的である。

そしてもう一つの論点は六価クロムに対して、添加する還元剤の量についての相違点である。これは被告の反論を踏襲する展開で、子細にわたって技術を論じ、対象物であるクロムメッキ汚泥、コンクリート製品製造、生コンクリート製造を包括して、コンクリート構造物と異なるものではないとしている。

とくに引用例2にある「理論的添加量は一六倍」「一九・二倍以上」が対象としているのは「六価クロムと他の有害重金属（たとえば鉛）」であり、対象物に基本的な相違があるにもかかわらず、被告の反論のまま論述、「理論的添加量は一六倍」「一九・二倍以上」も「一五〜三〇倍」も同じようなものだから、発明たり得ないと判断しているのである。

訂正後発明のコンクリート構造物と、引用例1（甲第二号証）、引用例2（甲第三号証）記載のセメント製品とセメントにより固化されたクロム酸汚泥もすべて製品との位置付けが特許庁でなされ、判決文においてはすべて生成物との位置付けがなされた。

さらに、東京高等裁判所は次の通り述べている。「訂正後発明、引用例1記載に発明及び引用例2記載の発明は、いずれも、セメントにより固化する材料中の六価クロムを還元し、三価クロムを固化された生成物中に封入することによって、六価クロムや三価クロムの流出を防止して、安全な生成物を提供して、環境汚染を防止しようとするという技術的課題、意義を有している点で共通していることが認められ、原告主張のように、引用例2記載の発明と訂正後発明ないし引用例記載の発明との間で、技術的課題、意義が別異のものであると、解することが出来ないことは明らかである。」しかし、訂正後発明は、コンクリート構造物の固化する前の製造時に排出されるブリージング水に含まれる六価クロム溶出の防止であって、引用例1・2はいずれも固化された製品からの六価クロム等の流出防止である。

引用例2では、「六価クロムは還元され、三価クロムとなり不溶性の水酸化クロムを生成し、硬化したセメントの中に封入される」のであり、判決（或いは被告準備書面（第二回））の記載された「三価クロムを固化された生成物中に封入する。」は、明らかに誤認している。東京高等裁判所は引用例1及び引用例2を同一とした上で、いずれもセメントにより固化する材料中に硫酸第一鉄の添加により、酸性側にして六価クロムを還元し、アルカリ性のセメントで中和させ、水酸化クロムと水酸化鉛としながら、固化材のセメントを入れたものである(引用例2)。引用例1と引用例2をいずれも同じとする特許庁は「汚泥等の上位概念として、物質というワードを使用し」、セメント製品とセメントにより固化されたクロム酸汚泥を製品として同一としたもので、東京高等裁判所はセメント製品・汚泥等の固化を言葉を変えたうえで、敢えて、「製品」「生成物」と言い直している。特許庁と東京高等裁判所の共通概念が、この様な拡大解釈と特許庁寄りな言語を使ってまで同義とすることとは言語・意味不明である。

特許庁の準備書面にたいして、東京高等裁判所が明らかに言葉を変え「生成物」としている、珊瑚《さんご》も動植物も生成物と云ってしまえば同一である。この様に特許庁が述べた準備書面を東京高等裁判所が同義とするために非常識な作文を行っている。国家の公平さとは、簡潔な言語とその解釈が常識的に理解される社会でなければならない。

判決は万事がこの調子で、高裁は判決理由の結論は「原告主張の取消事由はいずれも理由がなく、その他決定にはこれを取り消すべき瑕疵は見当たらない」であった。

しかし、判決を含め被告特許庁と原告の争点では、まったくすれ違いのような応酬に終止し、しかも特許庁の技官が高等裁判所に出向し、補佐していることは、民間では社内の人間、親戚、縁者等の弁論な認められていない事と比較して平等な判決とは言いがたく多くの疑問だけが残った。（図表3－6参照）

三　国民不在の六価クロム汚染対策

六価クロム汚染の問題は、再三触れたように江戸川区のクロム公害事件によって、世間に周知された。この汚染の発生原因は主にクロム鉱滓（クロムメッキなど）を六価クロムを除去することなく、高濃度で含んだまま投棄あるいは埋め立て、そこから六価クロムが放出され、周辺住民や工場労働者に健康被害をもたらしたというものであった。この事件では、裁判によって被害者との因果関係が立証され、また投棄されたクロム鉱滓の処理にまで言及された。

しかし以後、六価クロム問題はまるで社会から消え去ったように、沈黙されてきた。その間、処理されたはずのクロム鉱滓から六価クロムが溶出されている事実があり、その一

図表３-６　六価クロム封じ込め工法
取消決定取消請求事件経過

注　＊印については巻末に掲載

１．特許公報	登録日	平成11年1月22日
２．取消理由通知書	発送日	平成11年12月7日
３．＊特許異議意見書、訂正請求・明細書（**訂正後発明**）	提出日	平成12年1月18日
４．訂正拒絶理由書	発送日	平成12年2月25日
５．意見書	提出日	平成12年4月13日
６．異議の決定	発送日	平成12年5月19日
７．訴状	提出日	平成12年6月6日
８．答弁書	送付日	平成12年8月2日
９．＊原告第１準備書面	提出日	平成12年9月11日
１０．上申書	提出日	平成12年9月19日
１１．＊準備書面（第１回）	送付日	平成12年10月26日
１２．原告第２回準備書面	提出日	平成12年10月31日
１３．＊原告第３準備書面	提出日	平成13年1月26日
１４．＊準備書面（第２回）	送付日	平成13年2月28日
１５．原告第４回準備書面	提出日	平成13年3月21日
１６．原告第５回準備書面	提出日	平成13年3月22日
１７．期日呼出状	送付日	平成14年2月7日
１８．東京高等裁判所長官殿宛書面	提出日	平成14年3月7日
１９．コンクリート構造物の安全対策について	発送日	平成14年3月19日
２０．平成12年(行ケ)第191号取消決定請求事件の件	発送日	平成14年4月16日
２１．＊判決文	判決日	平成14年4月16日
２２．＊上告理由書	提出日	平成14年6月19日

平成12年(行ケ)第191号取消決定請求事件の件より

方で、情報機器や家電、自動車などクロムメッキ処理された部品の使用を制限したり、クロムメッキの代替技術や対策がとられてきている。

ところが六価クロム汚染のもっとも重要な事項はセメント、コンクリート製品、構造物からの六価クロム溶出に対する汚染対策である。これは一般にはあまり知られていない。セメント製造者、建設関係者、そして国や監督責任者などの間の問題として密かに対応しているからである。

日本は戦後の復興のためにインフラ整備を性急に実施し、重工業産業を育成し、都市づくりに邁進してきた。そしてこの推進には〝コンクリート美学〟ともいえる、セメント、コンクリートが利用されてきた。

しかしこのセメント、コンクリートからは汚染物質に指定されている六価クロムが溶出されること、またこの対策が不備のまま、今日、一般にはあまり語られることがない。現在もコンクリート製品の製造時に出る分離水の排出基準などの規制が設定されている以外は、ほとんど無対策といっていい。排出規制も厳密に守られているとは言い難く、尻ぬけ状態である。

ところが、六価クロム問題のもっとも重要なところは、コンクリート構造物の施工時に溶出される六価クロムをどう防ぐかということである。公共事業の多くはコンクリート構造物の建設、施工が主流であるがゆえに、厳しい対応が必要であるが、しかし公共事業の共通仕様書にも六価クロムの処理についての規定は記載されていない。コンクリート構造物についてはまったく六価クロム汚染対策は皆無に等しい。

こうした中で、コンクリート構造物の本格的な六価クロム封じ込め工法が発明され、特許庁は時間をかけてこれを審査し、その結果特許登録したにもかかわらず、これを取り消すという愚挙に出たのである。

この特許の取り消しの取り消し請求にかかわる特許庁、また高等裁判所との審議などのやり取りの中で、特許庁は引用例に「物質」を加筆し、これを汚泥等の上位概念とし、ただ「ワードとして使っただけ」と言い放ち、また「コンクリート構造物」と「生コンクリート製造とセメント製品製造」を奇妙に同一としたり、また高裁までも引用例にない「施工現場」という言葉をつかい拡大解釈を図ったりと、引用例を巧妙に楯にして、特許の取り消しに躍起になったことがうかがえるのである。

図表 3 - 7　コンクリート打設時に出る分離水

作成：太秦　清

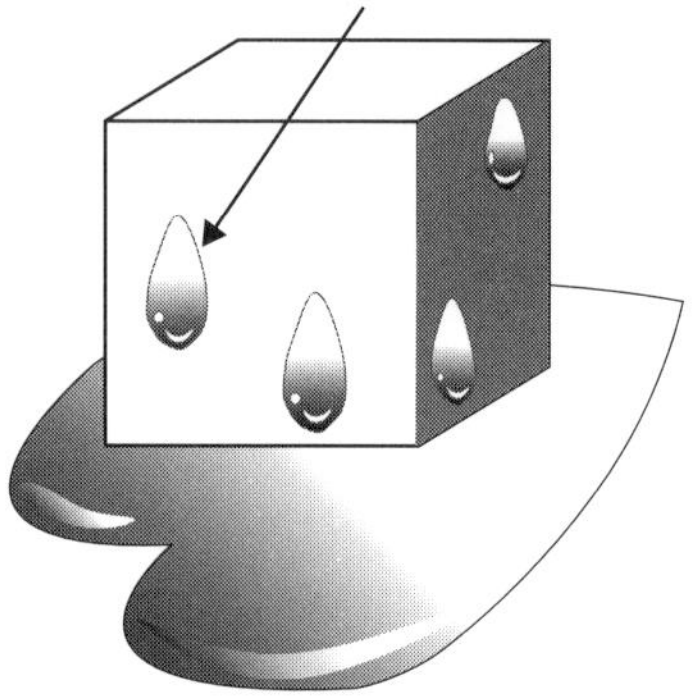
分離水には高い濃度の六価クロムを含んでいる

特許庁や高裁のこうした姿勢の裏にあるものは何であろうか。六価クロム汚染問題に対する〝責任の回避〟ではないだろうか。役所の無責任体質が指摘されている今、そうした感慨が浮かぶ。

またこうした姿勢は、セメント製造業や監督官庁である経済産業省、建設業や国土交通省にもあるのではないだろうか。

現場施工者が「封じ込め工法」を採用しようとしても、建設発令にないものを自発的に取り組めないなど。

とくに建設現場などが汚染防止対策を実施する場合は、監督官庁である国土交通省の発令がなければできない仕組みになっているのである。本件の経過はその現実を立証している。

事実、この特許が取り消し決定されたあと異議意見書と訂正後発明を請求し、これも拒絶されたことと連動するかのように、建設省（当時）は「セメント及びセメント系固化材の地盤改良への使用及び改良土の再利用に関する当面の措置」を建設業者などに通達した。

軟弱地盤の一時固化処理法には材料として、ポルトランドセメントより六価クロム量の少ない高炉スラグを多く混入希釈された高炉セメントを勧め、環境庁告示四六号溶出試験を行う。この試験は、使用後の分離水（ブリージング水）から検出される六価クロム量の測定は行わず、まったく尻抜けの方法で、その場限りの対応策を指導しているのである。

図表3-8　環境庁告示46号溶出試験方法

作成：太秦　清

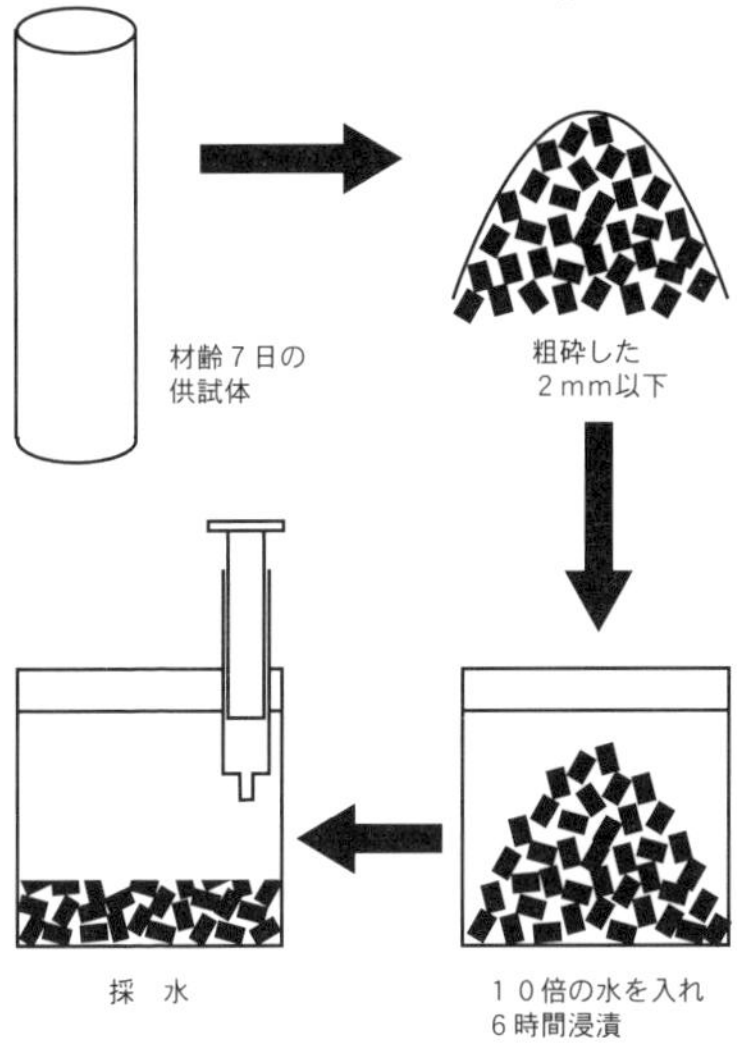

公害発生源の分離水中に測定ではもっとも高い濃度の六価クロムを計るべきところを材齢七日と二十八日後の供試体のセメント固化体を二ミリ以下の大きさにし、水に浸漬《しんせき》したあと、その水に含まれる六価クロム量を計るとい

うものであった。（図表3－7・8参照）

コンクリートは七日経てば、初期硬化しすでに六価クロムは、溶出済みか、封じ込められる。こうなったコンクリートの小片を水に浸しても、水に六価クロムが溶出することはほとんどない。そうした水に含まれる六価クロム量を計ってもほとんど溶出されることはない。公害は発生源単位で対策を行わなければ意味はない。

こんな指導をしかも「当面の措置」として通達したのである。そして現在も当面の措置のままだ。

ともかくすでにセメント、コンクリートの原料には、廃棄物や汚泥を焼却した灰が増量材として加わり始めている。含有の六価クロム量とともに多種の有害物が加わってきているから、さらなる対策が必須になっている。

それにもかかわらず、国民の生命、健康にかかわる六価クロム汚染に対し、国や諸官庁は本格的対応策を講じようとしないし、その一方で有効な封じ込め工法を潰そうとしている。

資源の少ないわが国は、海外からの鉱物、化石燃料などの原材料を輸入し、加工、製品を作ってきた。またこのさい大量の鉱滓やそれらに含まれる有害物を放出してきた。これらは、わが国に本来無かったもので、使用後の副産物が日々山積みに放置されている。まさに日本全国、汚染列島といっても過言ではない。しかしこれまで事件として発覚してきたのはおそらく氷山の一角にすぎない。汚染化は一向に止どまることなく拡大している。ましてや公共事業を主体とする大規模コンクリート構造物はまた景気に左右されることなく進捗拡大してきた。

一般にあまりにも知られてこなかった、セメント、コンクリートからの六価クロム汚染の現状は、なおざりの対策がおこなわれているに過ぎないのである。

四　憲法違反

憲法第三章「国民の権利及び義務」の第一三条には、国民の生命にたいする権利は尊重されなくてはならない、とある。国民の健康、生命を犯す恐れのある有害重金属・六価クロムの排出は、セメント、コンクリートにかかるだけでも無限である。このことを知り、将来の危険性をも認知している国や監督諸官庁、行政、また司法についても、知り、また知り得たにもかかわらず、何もしない「不作為の行為」をとり続けている。これは明らかに憲法にてらしても違反行為である。

また第一四条一項では、国民は誰でも、立法、司法、行政など法の前では平等であって、人種、性別、社会的身分または門地により、政治的、経済的又は社会的関係において差別されないとある。この特許がもし取消しに値するとすれば、特許庁の審査ミスも問われなければならない。ましてや厳格な対応をすべく特許庁、高裁が、事実の記載に加筆したり、真実にもとらない曖昧《あいまい》な解釈、拡大解釈で類推するといったあるまじき行為は、一ベンチャー企業に対する差別的態度をとったといわざるを得ない。プロパテントとは知的所有権者の支援、保護、拡大解釈であって、国家や特許庁の拡大解釈ではない。これも憲法に抵触する行為である。

さらに第一五条には、すべての公務員は全体の奉仕者であって一部の奉仕者ではないとある。国民の健康を守り奉仕するべき公務員が、汚染の発生原因の処理対策を知りつつそれを無効として、一部業界、関係者にのみ結果的に奉仕する行為もまた禁じられている。

いまそこにある国民の健康を害する重大な危険に対して、手をこまねいている国・行政、関係企業は、念頭に責任回避をおいて、身を潜めているかのように見える。かつての大規模な公害問題も、知ってて知らざる態度をとり続け、なんら対策を打たなかった結果、発生している。古くは足尾鉱毒、水俣病、イタイイタイ病、江戸川区クロム公害訴訟、薬害エイズ……と枚挙に暇《いとま》がない。

そして、国レベルで深刻な六価クロム禍が現実に起こったとき、誰が責任をとるのか。その日を想像しただけで震撼する思いだ。

五　特許の取り消しは知的権利への侵害

平成十四年（二〇〇二年）になってようやく、日本も「知的財産立国」の目標を掲げた。産業競争力を再生させる知恵をもっと重要視しようというのであるが、現実のわが国の特許を取り巻く環境を考えると、首をかしげたくなる。事実知的財産に対する認識では日本はアメリカに二〇年は遅れているというのである。

たとえば特許の審査期間ひとつとってもアメリカの約三倍、平均二年四カ月もかかっているというが、それを短縮しようとすると官僚の根強い抵抗もあって、急激な改善は望めないというから、「知的財産立国」への道はほど遠いといわざるを得ない。

日本が知的財産後進国であることを示す顕著な例は、一度許認可した特許を簡単に無効にすることにある。この「六価クロム封じ込め工法」の特許取消事件はその典型的な例である。一度登録したものを取消すという無定見さは、特許庁そのものが、許認可をあずかる独立した厳格な機関だという認識さえ持ち合わせていないのではないかと疑わせるものがある。

特許制度は、それを遂行する機関の意識やそこにかかわる社会体質や企業環境などと深く関連付けられている。

世界はすでに知的工業権の保護支援とプロパテント（知的財産者の保護・権利の拡大解釈）時代に入ろうとしている。とくに世界貿易機構（ＷＨＯ）の協定には「知的財産権を重視しない国は、自由貿易市場から退場してもらう」ことが盛り込まれている。そうした時代に日本では、旧態依然たる制度の改革は容易に進まず、企業間での特許侵害事件が横行しているのだから、特許をめぐる新展開はまだ当分は望むべくもない。日本という社会の風潮が重くのしかかっているのだ。

たとえば、ベンチャー企業が長年かけて開発した商品の試作を関連の大手化学会社に依頼したところ、その会社は試作商品そのものを所属する特許部の名で密かに特許出願していて会社側も不正行為の事実を認めた。また、ある知的所有権が公共事業に使用されており、特許庁に公知である旨異議申立をしたところ、行政文書の開示が得られず、証拠不十分で取り下げられた事実。さらに、国家プロジェクトに企業の特許が無断で使用されている例など。

あるいはさる零細企業が開発した商品の性能試験を有償で大手工業会社に依頼。工業会社はその商品の性能試験を実施した。この時点では試験品は公知されていないが、性能試験終了後にその工業会社は試験担当者名で、すでに一般に公知されたものであることを前提として近似の商品の特許を出願した。開発企業はこのことを知り工業会社に説明責任をもとめたが、誠意のない回答書が届いた。一向に解決のきざしがないため開発企業はこの件を法廷に持ち込むとしている。

日本ではこのような特許侵害の例は多い。とくに大手企業が小さな開発会社の開発商品を特許制度を悪用し、横取りしてしまうといった企業倫理を無視した行為による事件が起きている。

本来、特許技術は時代の要請にかない「不必要な役に立たないことをしない原則」をその根本においている。それゆえ特許は開発に向けた継続的な情熱とリスクとの闘いの末に、稀れに得られる国が認める知的工業権になるのである。そしていま特許は世界的にプロパテント化にあり、特許権の範囲拡大、賠償額の増大が評価される時代になってきている。

しかし知的財産の本来の目的は所有することにあるのではなく、財産機能を維持、活用し、その収益を社会に還元することにある。

日本の社会構造に根強く残る権利欲、利益の独占はこの時代にあっては、知的財産への認識の昂揚《こうよう》に対する足枷《あしかせ》となっている。現実に起きている特許侵害は、時代を逆行させる悪弊以外のなにものでもないのである。

汚染の防止技術の開発は、とくに環境・情報化時代の今にあって最優先課題であり、社会の要請でもある。そうした中にあって、六価クロムの汚染防止をめぐる行政の動きは、極めて緩慢《かんまん》であり、怠慢であり、また社会的認識を欠いたものといえる。

六価クロムが排出されるセメント、コンクリートは、公共事業の主体をなすものであり、また将来により重大な影響をおよぼす構造物の基本材でもある。

人為的に排出された有害物質が、人も含めた生態系のすべてを容赦なく破壊してゆく。こうした事態のなりゆきを充分知っているにもかかわらず、また有効な施策を実行するのが仕事でありながら、事勿《ことなか》れ主義やわが身の保身のために、先送りし見過ごすことは立派な犯罪的行為といっても過言ではないだろう。ましてや有効な汚染防止技術を握りつぶす今回のような行為は、国民の健康に対する侵害であり、公害予防への知的財産を無効にすることは本末転倒というしかない。国民の権利と義務を謳う日本国憲法への重大な違反行為といえる。

いかにして人は真実をごまかせるか？
言葉は聞き手に描像を生じさせ、その表象はそこで彼の行為を導き、
まじめな考察から、それに達したであろう推測よりも、
ごまかした表象のほうがもっと強くなる。
暗示を与える能力は単に、
相手に信じ込ませたいと思うようなカードの組み合わせを、
我々自身が如何に強力に思い浮かばせることができるかにかかっている。

W・ハイゼンベルグ
『部分と全体―言葉についての討論』一九三三年より

第4章 日本再生、循環型社会へのゼロエミッション

いずれのものにも必要必然の用途がある

一　知的財産が守る国民の生命、財産

われわれ人類にとって、地球環境への関心は、単に自然環境を保護・保全するというだけではない。いま、人類は地球規模で起こっている環境破壊に、最後の機会《ラスト・チャンス》ともいえる可能な限りの叡智を出しあい、あらたな共生をめざし始めようとしている。かけがえのない自然環境を保護し活用し、あらゆる生命体と深い理解をもって共生してゆくことが、あらたな創生の場へとつながってゆくのである。

世界的な環境保全対策の方向として「持続可能な開発」宣言がなされたのは、平成四年（一九九二年／ブラジル）であった。経済社会の確立を前提に有効な環境保全対策を講じる方向を示したもので、翌年には行動をおこすための関係法を整備し、具体的な歩みを始めたのである。

すなわち地球規模で発生している地球温暖化やオゾン層の破壊、廃棄物のリサイクルや処理及び処分問題、また有害化学物質による環境汚染にどう具体的に取り組むかが課題で

あった。

「持続可能な開発」を推進するには、積極的な行動が伴わなければならない。いわゆる自然の仕組みの解明とともに汚染防止の技術開発がなされなければ、実行に移せないのである。その防止技術も現在は単一物質のみならず複合物質による汚染も多く、より高度な、総合化した技術さえ必要になっているのである。

本書では一貫して有害化学物質、とくに六価クロムについてこれまで論述してきた。世界がいま優先的に取り組むべき有害物は二二種あり、六価クロム化合物もそのひとつにあげられている。

しかし六価クロムは大勢の一つではなく、この日本にとっては特別な有害物質である。その汚染の危険は列島を覆い尽くすほどの恐れが予測される現実があるからである。

狭く孤立化した島国日本の抱える環境汚染の問題は多い。これは国を越えたグローバルな環境問題と異なり、国内の問題として自ら解決しなければならない。しかし、前から問題視されていることでも一向に改善されず、またさらに新しい汚染因子が加わって、解決を難しくしている問題も増えている。とくに汚染は特定の地域から次第に拡散される傾向にあり、汚染列島化しつつある。これは十分に予想されてきたことではあるが、なかでも発ガン性などが懸念される有害化学物質、地下水汚染、水域における多様な有害化学物質、廃棄物の処理処分に伴う有害物質、有害廃棄物の不法投棄など、六価クロムが関連する課題は少なくない。しかもそのほとんどは、人体、すなわち国民の健康被害にかかわる問題である。

日本の産業は、世界の鉱物資源を輸入し、利用後、大量に吐き出された工業副産品である鉱滓など（産業廃棄物）を有効活用するシステムをいまだ確立していない。このため狭い国土に日々積み残され、環境汚染の原因となっている。

たとえば有害化学物質を含む産業廃棄物の多くは、未処理のまま工場敷地内などに投棄され、埋め立てられている。しかも長年の操業により大量の有害廃棄物が外部に知られることなく埋め立て処理されているケースが多いのである。

高温で焼成処理した有機物は灰となり、減容・無害化するが、含まれている重金属類の濃度は増加し、高濃度で微粒子として残存していることになる。焼成後の灰は一部セメントの増量材として加えられ、セメントの重金属量は必然的に多くなる。埋め立てられる焼却灰は、大気飛散・水質汚染・土壌汚染の要因となる。このため、現状の防止対策だけでは、さらに六価クロムの放出の拡大が懸念されるだけである。

最大の防止策は、セメント、コンクリートから六価クロムを放出させないということにつきる。コンクリート製品でも、汚泥の固化でも、コンクリート構造物でも、すべて六価クロムが溶出しないように中に閉じ込めてしまう方法しかないのである。クロム化合物には三価から六価まであるが、価数が増えるほど固まりにくく、水に溶けやすい性質を持っている。したがって六価クロムは通常水に溶けて溶出するが、コンクリートの中に閉じ込めるには、三価クロムの状態にして、必要な強度で固化する以外にないのである。

この考え方であれば、たとえばいま問題になっている六価クロムなどの汚染物質の混入した地盤改良工事の汚泥の固化処理にも有効に働く。汚泥を固化する際に、セメントの混練時に適量の還元剤を添加すれば、コンクリートの固化中で三価クロムとして封じ込めしてしまうのである。

さらに具体的にいえば、産廃や汚泥焼成後に出る灰を建設骨材に利用するときや、環境浄化ブロックなどのコンクリート製品の製造するときに、還元剤を使用すれば、クロムを封じ込められるのである。

そうしたベンチャー的開発は、常に国や行政という壁によって阻まれてきたのである。おそらく今日のような高度な経済社会は、新しいあるいは冒険的な研究・技術開発によって支えられ発展してきた。こうした研究・技術開発はまた特許というかたちで、知的財産として権利付けられているのである。発明者の権利が特許制度という法によって明確に守られているからこそ、次々に新たな発明が生まれ、経済の発展を促すのである。

大国アメリカの繁栄は、特許を日本のように軽視することなく、「国家的戦略」として位置付けてきたことによる。むしろアメリカ経済の復活は特許が中心となって成し遂げてきたといえる。

とくにＩＴ産業などは、ハードの基本特許をしっかり確保し、複雑なソフトまでもプロパテント化（知的財産の重視）を図り、それを根拠に世界各国を追随させてきた。

こうした環境の中だからこそ、ゲームソフトの発想から、仮想核実験が行える高度な電子核兵器のソフトも生まれるという現象さえ珍しくないのがアメリカの現実で、政府自身のとった規制緩和や情報開示政策が功をを奏しているといえる。

これに引き換え日本も、中小企業に対する若干の優遇措置や起業家を支援する個人投資家への優遇処置をも考え始めているものの、いまだ現実は特許後進国の体から抜け出そうとしていないのである。

今日、日本の起業家のほとんどは零細で、頭脳を知的工業権としたベンチャー企業である。そうした中ではとくに特許は時代の要請に適《かな》うものであり、プロパテント化が強く望まれているのである。

ことに、ＩＴと並び、環境関連技術の特許などは、現在の日本の特許事情では期待できず、ことに六価クロム特許取り消し事件が示すように、現状のままではやがて、国民の生命、健康、財産を侵害しかねない憂慮すべき事態を招くことになろう。

知的財産のプロパテント化はいまや至上命題である。それによって発明者の利益と権利をしっかり守る。またそうしたことがなければ、汚染列島日本の解決はない。この六価クロム特許取り消し事件が強くそのことを物語っている。

二　循環型の日本列島資源創造への道

日本列島に眠る廃棄物質。あるいは日々排出される汚染化学物質を含んだ物質をもすべて再資源化し、これを利用した循環型社会システムをつくることが、環境汚染問題の最終的な解決である。

本来、再資源化からは排除されてきた汚染物質を含んだ廃棄物などを取り込むことをこのシステムの特徴としている。先述した六価クロム等の封じ込め工法などにより、有害な汚泥や土壌、廃棄物をコンクリート固化し、有害物質を封じ込め、無害化し、これを建設資材、骨材などに利用しようとするものである。コンクリート固化による封じ込めは、ほとんどの汚染物質に適用できるため、列島全体の大きな循環型社会システムを構成することができる。

循環型社会システムの基本的な構成は、社会から吐きだされる産業廃棄物、都市ゴミ、下水汚泥などに還元剤を添加し、微細粒子に重金属などを吸着けたコンクリートに封じ込め固化する。これによって高強度の無害化コンクリート構造物をつくることができる。汚染防止と同時に生活用資材として、また食糧生産にも利用する環境保全を前提とした循環型社会システムである。このシステムの運用には、循環経済の持続が図られる事が特徴で、海洋資源であるたんぱく質の人為的ではなく生物生態系に任せる事により、廃棄物を出さない海洋資源の生産と親水性水質浄化などの多様な効果が可能となる。

自然と共生した生産拠点の建設、その建設資材は、地域ごとに発生する負の財産ともいうべき工業副産物、廃棄物などを組合せて利用し、再資源化をはかり、無害で安全なコンクリート構造物として再生する。たとえば六価クロム等の封じ込め工法は、汚染防止とともに、汚染物質をも再資源化できる。これによって汚染問題は解決され、しかも無害な建設資材、骨材として陸地のみならず水中でも建設可能な、資源の有効な再生産システムとしても成立するのである。

とくにこのシステムの有効性は海洋空間で発揮できる。無害化したコンクリート構造物は、海洋ではより耐久性を保持し、これらを主要資材として海底に構成・設置することにより、潮の湧昇現象を誘い、水産物の定着に必要な餌となるプランクトンの発生や酸素の供給などを著しく促し、生物の再生産にも有効な環境づくりが可能である。生産拠点として必要不可欠な定着性生物の確保が可能なことが、このシステムの要件でもある。(図表4－1参照)

わが国の地の利は、人と自然の共生を海に求めることが可能である。その海洋を含めた自給自足と環境保全こそが、持続型循環社会システムの基本的な考え方である。

資源の少ない日本であるが、海洋の広さは世界で七番目という大きなスペース資源をもっている。海洋生産都市ともいうべきこの空間に、安全なコンクリート構造物を置き、水産物の生産拠点を築くということである。

海洋環境の保全をも兼ね沿岸海域に、海洋生物の棲家《すみか》を造り、親水性と水質浄化を図った、食糧の生産拠点を地域ごとに建設し、海洋水産物による蛋白源の自給自足、その地域に産業新生を継続的に生みだし、いわば地域振興をも念頭においた未来技術である。

少子高齢化の時代にあって、今後は労働力の減少避けられない。そうした状況下でも食糧の継続的な生産力を維持するには、海洋資源のもつ自然の再生産力を生かした効率のよい食糧生産をめざし、省力化を考慮した生産手段を確保しなければならない。(図表4－2

図表４－１　ゼロエミッション・システム
《自然に任せる》

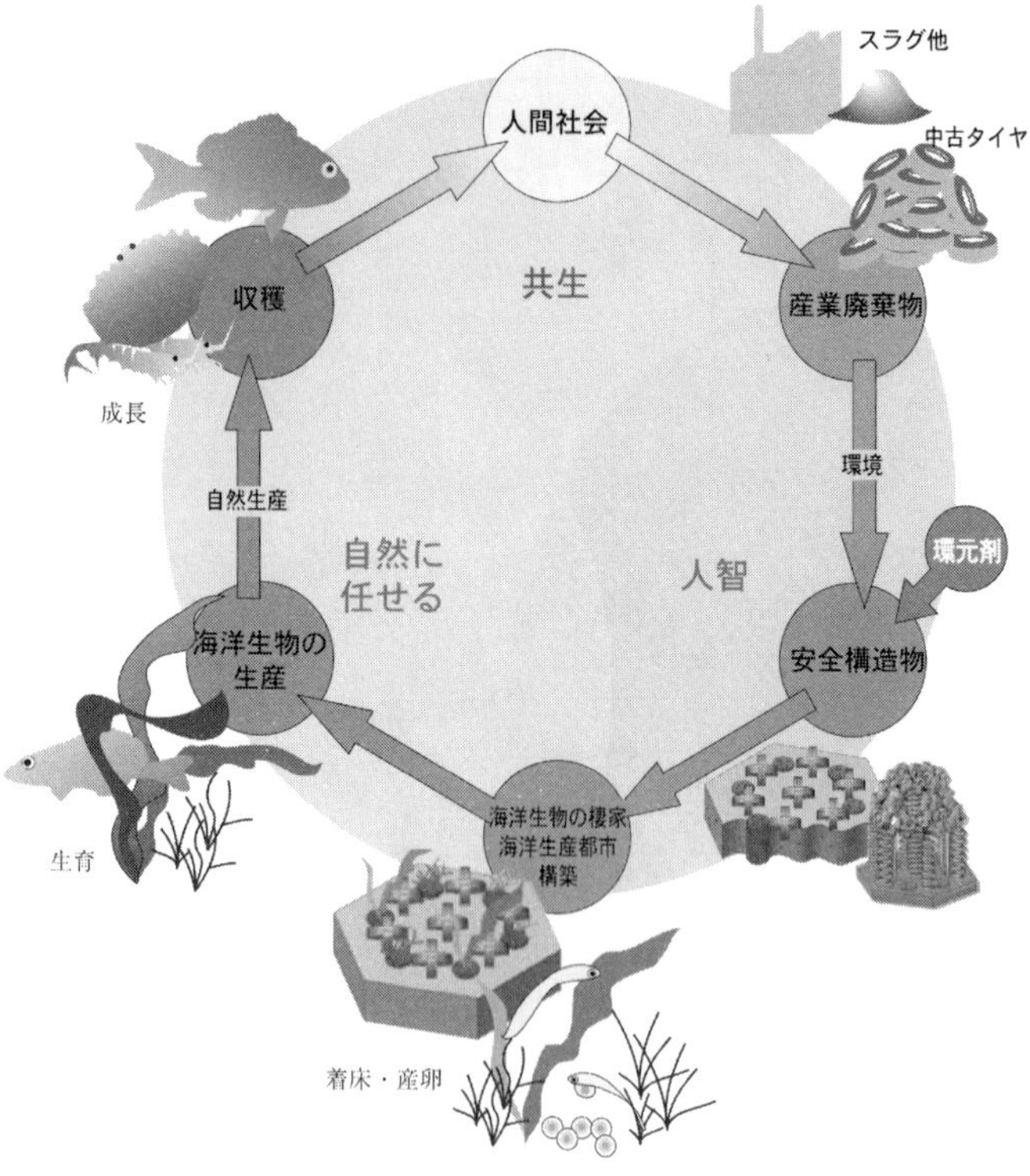

作成：太秦　清

図表４－２　持続型循環社会システム

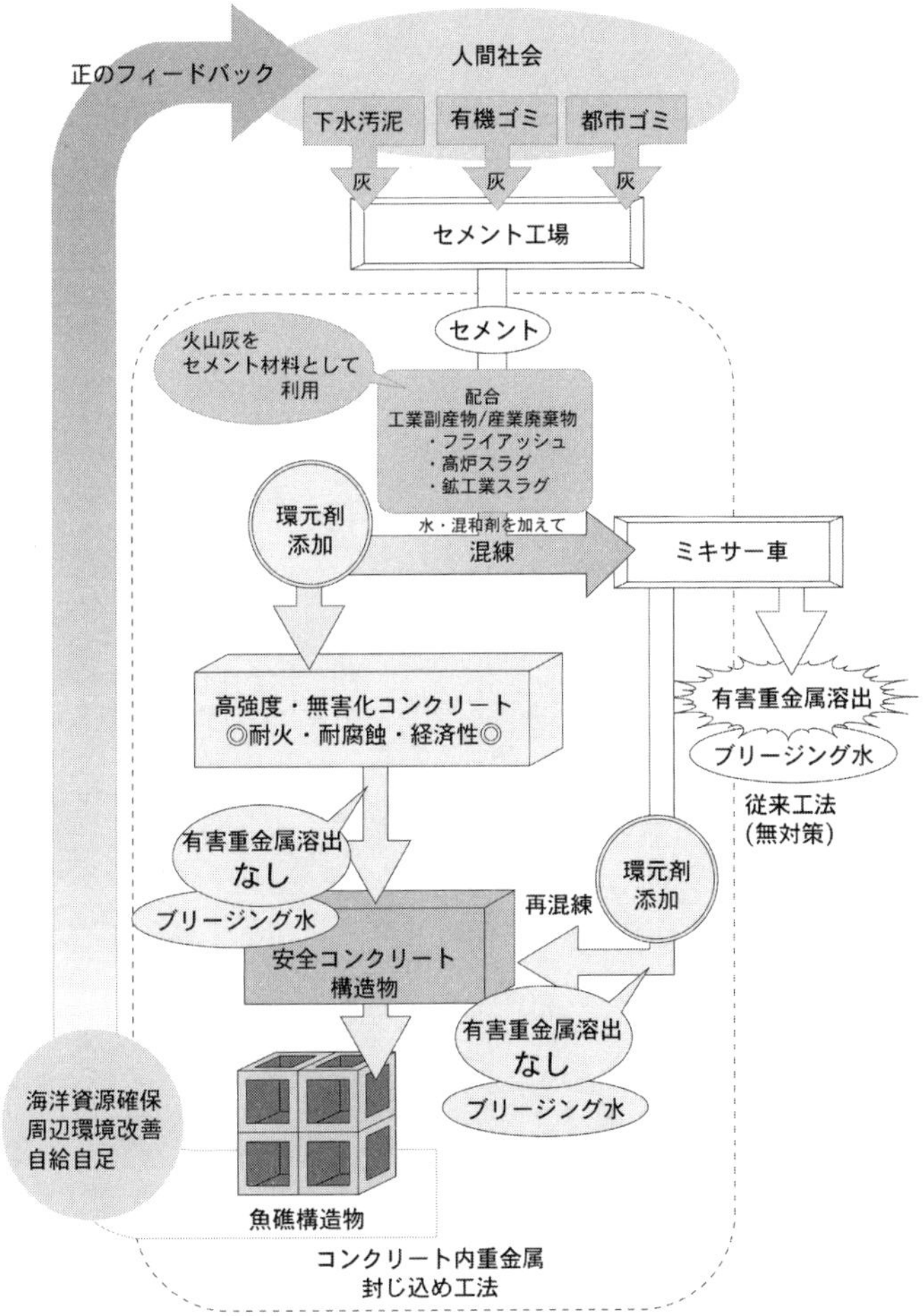

作成：太秦　清

参照）

自然の法則では、「最少のエネルギー」をもって、これ以上省略しようのない「最短の軌道」を通して出来上がった形状・構造によって、これ以上得られない「最大の効果」を得る。このことこそがゼロエミッションという概念である。

この自然の法則に従えば、たとえば物の循環は、資源（気体・液体・固体）を人工によって生産・加工し、それが人間社会において、利用・消費される。ここから吐き出される残滓や余剰物は、リサイクルと不要物（廃棄物）に分別され、リサイクルは再び生産・加工、使用・消費にまわされ、不要物（気体・液体・固体）は自然浄化などにより、再び資源として再生される。いまこの有害物の浄化（封じ込め）は、人間の手で、科学技術をもってすれば可能である。しかし対策の不備で、こうした有害物は自然浄化されないまま放置されている。

小資源国日本が近年歩んできた道は経済大国への道である。しかし、その歩みの裏では、外国から資源を輸入し、有り余るエネルギーを生み出し、わざわざ遠回りしてつくった、ゆがんだ形状、構造によって、効率の悪い無駄とも言える廃棄物然としたものを大量に生み出してきた。

この背景には、利益第一主義のゆがんだ社会構造があり、また知的財産軽視の姿勢があった。その結果、日本は汚染列島と化し、このままでは将来に重大な禍根《かこん》を残す恐れをも生じさせている。汚染に覆われた国土の痛々しさは、まさに戦禍《せんか》の惨状のようである。

しかし、そうした現象を嘆いてばかりいても解決の道はない。

有効な科学技術を持ってすれば、廃棄物（有害物を含む）の再資源化も可能で、自然の法則に沿った　物の循環フローを実行し、日本を再生できるのである。

資料編

クロム禍防止技術・特許裁判記録

訂正請求書(訂正後発明) 表紙

特許庁
出願課受付印
[redacted]

控

訂正請求書

平成１２年１月１８日

特許庁審判長 [redacted] 殿

１．異議番号

平成１１年異議第７３０９２号

２．特許番号

特許第２８７６４４１号

３．請求項の数　１

４．請求人

住所 [redacted]

名称 [redacted]

５．請求の趣旨

特許第２８７６４４１号の明細書に添付した訂正明細書のとおり訂正することを求める。

６．請求の理由

（１）設定登録の経緯

出　　願　平成　４年１０月　８日

特許査定　平成１０年１２月　３日

登　　録　平成１１年　１月２２日

特許掲載公報　平成１１年３月３１日

（特許第２８７６４４１号公報）

（２）訂正の理由

特許請求の範囲の減縮および明瞭でない記載の釈明

（３）訂正事項

ａ．特許請求の範囲の請求項１の「還元剤を」を「該セメントの六価クロム量に対し還元剤を１５～３０倍」と訂正する。

【書類名】 訂正明細書
【発明の名称】 セメントの混練方法
【特許請求項の範囲】

【請求項一】

　コンクリート構造物を作る際にセメント混練時に該セメントの六価クロム量に対し還元剤を一五〜三〇倍存在せしめて、六価クロム等を放出させないことを特徴とするセメント混練方法
【考案の詳細な説明】

【〇〇〇一】

【産業上の利用分野】

本発明はセメント混練方法に関する。

【〇〇〇二】

【従来の技術】

　従来六価クロム等による土壌汚染あるいは河川等の汚染が問題になっていた。また最近まではあまり問題とされなかったセメント中の六価クロム等が近年汚染源として注目されるようになった。

【〇〇〇三】

　因みにコンクリート製品中には〇・五〜〇．八っｐｐｍの六価クロムが存在し、またコンクリート製品表面中にも〇・一二〜〇・二ｐｐｍの六価クロムが存在している。

　従来コンクリート構造物を作る場合、ブリージング水を集めて六価クロム等を無害な三価クロム等に化学変換させていたが、三価クロム等の状態で自然界に存在させても自然界の条件によっては再度六価クロム等に変換する恐れがあった。

【〇〇〇四】

【発明が解決しようとする課題】

そこで本発明者は、これら従来の欠点を解消すべく種々研究を重ねてセメント中の六価クロム等の有害物質、あるいは処理した三価クロム等を自然界に放出しない工法について完成させた。

【〇〇〇五】

【課題を解決するための手段】

本発明は、セメントの混練時に還元剤を存在させて行ない、コンクリート構造物を作ることによってセメント中に存在する六価クロム等を三価クロム等に融合変換させてコンクリート構造物中に封入する方法である。なお、ここで言うセメントは、ポルトランドセメントや、高炉セメント、フライアッシュセメントなどの各種セメントであり、これらは今後、産業廃棄物対策として使用量が増えることが考えられる。

【〇〇〇六】

従来六価クロムを三価クロム等に化学変換するためには酸性側（例えばＰＨ三）において有効とされていたが為にセメント等のアルカリ性物質にしようしても効果がないものと考えられていた。しかしながら以外にもアルカリ性領域内においても好適に還元が作用して六価クロム等を三価クロムイオン等に融合変換し得ることを見出したのである。

【〇〇〇七】

一般にセメント中には四～一八mg／kgの六価クロムが含有されているが、還元剤の使用量としては、六価クロム量に対し、一五～三〇倍の還元剤を使用する必要がある。

【〇〇〇八】

セメントの混練時に還元剤を存在させる手段としては、混練前のセメント、骨材、砂等に予め粉体あるいは溶液の状態で混合する方法あるいはセメントの混練に使用する水に予め溶解しておく方法等が挙げられるが、作業性等の点を考慮すると混練時に使用する水に、還元剤を溶解しておく方法を採用することが好ましい。

【〇〇〇九】

還元剤を含有する水溶液の還元剤濃度はセメント中の六価クロムの含有量によって適宜選択すればよいが、一般的には一〇~三〇%の濃度とすることが望ましい。

【〇〇一〇】

本発明方法に使用する還元剤としては第一鉄、第一錫、第一バナジウム、第一銅等が挙げられるが、なかでも硫酸第一鉄が好ましい。

【〇〇一一】

次に本発明をさらに具体的に示すために実施例をあげて説明するが、本発明は、以下の実施例に限定されるものではない。

【〇〇一二】

実施例

一〇mg/kgの六価クロムが含まれているセメントを使用し、セメント一二重量部、骨材四七重量部、砂三四重量部、水七重量部混練する際に二五%濃度の硫酸第一鉄水溶液を〇・三重量部添加して混練し、河川中に建設する橋脚型枠中に充填してコンクリート構造物を作った。この方法によればセメント中の六価クロムは混練中に還元剤により三価クロム等に融合変換させられ、その状態でコンクリート構造物中に封入固化されるので河川等に流出することがない。

【〇〇一三】

【発明の効果】

以上説明したように本発明方法によればセメント中の六価クロム等をセメント混練中に三価クロム等に融合変換し、その状態でコンクリート構造物中に封入固化することができるので、ブリージング水や排水中に三価クロム等を流出することがないので土壌、河川、海洋等の自然界を汚染することがなくなる。

原告第１準備書面　表紙

平成１２年（行ケ）第１９１号決定取消請求事件

原告第１準備書面

原　告　[redacted]

被　告　特許庁長官

原告は標記事件に関し下記の通り弁論の準備をする。

平成１２年　９月　１１日

原　告　[redacted]

代表者　[redacted]

東京高等裁判所第１８民事部御中

記

- 1 -

記

第一　決定の理由に対する認否

一、理由（一）は認める。
二、理由（二）一　は認める。
三、理由（二）二　は認める。
四、理由（二）三　は否認ないしは争う。
五、理由（二）四　に関する認否は以下の通りである。
（一）「前記相違点について検討する。……と記載されている。」（決定書第三頁第一三行〜第一九行）は認める。
（二）「一方六価クロムと……引用例二に記載されている。」（決定書第三頁第三〇行〜第三五行）については否認ないしは争う。
（三）「引用例二における……訂正後の発明の構成が記載されている。」（決定書第三頁第三六行〜第三九行）については否認ないしは争う。
（四）「そして、……特許を受けることができないものである。」（決定書第四頁第一行〜第七行）については否認ないしは争う。
六、理由（二）五　については争う。
七、理由（三）一　は認める。
八、理由（三）二　は認める。
九、理由（三）三　は否認ないしは争う。
一〇、理由（三）四　は争う。

第二　決定を取り消すべき理由一

一　決定の認定・判断と問題点

本件決定は、本件特許を平成一二年一月一八日付

訂正請求により訂正した発明（以下「訂正後発明」という）と特開昭五〇－四三一二三号公報（以下「甲第二号証」という）とを対比して、本件訂正後発明の「コンクリート構造物を作る際」と甲第二号証記載の発明における「生コンクリート製造またはセメント製品製造の際」とが対応するものであるとしている。しかしながら「コンクリート構造物」と「セメント製品」とはまったく別異のものであり、この点について下記に記述する。

（一）コンクリート構造物

コンクリート構造物は一般的に現場打ち工法により、構造物全体をその最終設置場所に構築することにその特徴がある。

規模が大きく建設に要する時間、費用が多額で用途的には殆どが公共施設である事が上げられる。一部を除いて、多量生産的でなく一品生産的なもので、現地で構築するために、自然との闘いを強いられるものが殆どで同一条件にある同種のものは少ない。土木構造物の安全性、耐久性を実証試験を行なって定めた例は少なく、模型、供試体の試験を通じて得られた成果を基に、既設の同種の構造物の経験を背景にもち、設計施工上の制約を定めて推定しているのが現状である。

そしてコンクリート構造物の支配的要因としては

①解析方法が近似的であること

②構造系、部材の種類によって上記とも関連し、強度にも変化があること

③荷重を確実に推定できないこと

④材料の強度が不安定なこと

⑤施工が完全に行われないこと
⑥自然の影響を受け、コントロールが不可能なこと等が挙げられる。

コンクリート構造物は、細、粗骨材として例えばフライアッシュ、鋼砕スラグ、銅砕スラグ、建設廃棄材等の有害金属を含有する可能性があるものを使用する場合がある。すなわちコンクリート構造物は、目的とするコンクリート構造物によって材料、配合、練混ぜ等が個々に異なる上、施工も現場で行うため、降雨快晴等の天候、昼夜、季節等の自然の影響を受け、コントロールが不可能であり、このことから特にコンクリート構造物の強度が変化することが問題点とされているのである。

本件訂正後発明における「コンクリート構造物」とは前記の記述からも明らかのように具体的には一般の建築物、橋梁、高架道路、高架鉄道の橋脚等の建築物、トンネル、坑道、地下鉄工事、崖、切通しの則面保護等のトンネル工事、港湾工事、護岸工事、海上空港、海底油田掘削用プラットホーム等の水中工事、一般道路、高速道路等の道路舗装、ダム等マスコンクリート等の構造物を指称するものである。

(二) セメント製品

セメント製品は製造工程が一貫して管理されている工場で継続的大量に製造される製品をいう。管理された工場で製造されることが重要であり、土木学会では、そのため工場製品と定義している。

このようなセメント製品の特徴としては
①材料、配合練り混ぜ、製造設備、施工などの管

理を良好に行ないやすいこと
②常時熟練した作業員によって製造できること
③製造、取り扱いなどの作業を機械化しやすく、省力化が可能であること
④作業の容易な場所でコンクリートの打設がおこなえ、天候に左右されることが少ないこと
⑤ＪＩＳによって標準化され、実物試験出来るものが多いこと等が挙げられる。

甲第二号証発明における「生コンクリート製造またはセメント製品」は前述の記載からも明らかのように具体的には甲第二号証にも記載されているように、石綿スレート、厚形スレート等の板状物、セメント石綿管、パイルヒューム管、石綿スレート管、コンクリート管等の管状物、セメント瓦等の瓦類、コンクリートブロック、軽量コンクリートブロック等のブロック状物、マンホール等の容器状物のいわゆるセメント工場で製造されるセメント製品である（甲第二号証第一頁左欄第一五行〜右欄第一行）。

また甲第二号証発明の「生コンクリート製造」におけるその用途は甲第二号証の特許請求範囲の記載からして前記セメント製品を製造する為の生コンクリートであることは明白である。その製造方法も工場であるが由に遠心力締固め法、振動締固め法、オートクレーブ養生法等の製法を採用して高強度の製品を得ることができるのである。

而してセメント製品は、ＪＩＳで定められた工場においてセメントと有害金属を含まない骨材、砂および砂利（限定骨材）によって製造される製

品である。すなわちセメント製品は定められた材料、配合において、練混ぜ、製造設備、施工など製造工程が一貫して管理されているＪＩＳ認定工場で製造されるものである。

前述したようにコンクリート構造物にあっては直接現場において施工するため自然の影響を受ける等の要因によりその性状を確認することは事実上不可能であるのに対し、セメント製品は工場で一定の規格に基づいて製造するものである。

このように「コンクリート構造物」と「セメント製品」とはまったく別異の技術の範ちゅうに属するものであるにも拘わらず両者が対応するとの認定はまさに「象亀」と「象」を同一と云うに等しいものである。

二　結論

以上により、甲第二号証の発明における「セメント製品」と本件訂正後発明おける「コンクリート構造物」は技術的・施工環境的にもまったく別異のものにも拘わらず、本件決定は両者を同一であるとする。かかる誤りは本件決定の結論に影響を及ぼす重大な誤りであるから、この点で本件決定は取消を免れない。

第三　決定を取り消すべき理由二

一　決定の認定・判断と問題点

本件決定は、その取り消し理由の一つとして特開昭五三‐一五二六四号公報(以下「甲第三号証」という）を引用のうえ、「一方六価クロムと他の有害重金属を同時に安定無害化処理するために六価クロムと他の有害重金属（例えば鉛）を含む物質に硫酸第一鉄、水、セメントを加えて攪拌し、硬化させる際、無害化処理の還元反応が固体の中の反応であり、六価クロム等の排出基準等の安全性を考慮して、六価クロム量の約一九・二倍以上の硫酸第一鉄を添加する構成が引用例二に記載されている。」（決定書第三頁第三〇～三五行）としている。

しかしながら、甲第三号証には「六価クロムと他の有害重金属を含む物質」なる記載は無く、「六価クロムを含む汚泥」であることは明らかである（甲第三号証第二頁右欄上段第一六～一七行）。このように「汚泥」を「物質」と拡大解釈したことは明らかに誤りである。そしてかかる誤った解釈に基づく判断は誤りであることは明らかである。

即ち、甲第三号証における対象物は「クロム酸鉛を含む汚泥等」であり、具体的にはクロムメッキ工程におけるクロム酸鉛浴槽で発生するクロム酸鉛を含有する汚泥である。そして甲第三号証の発明は、六価クロムの溶出防止と供に鉛の溶出を抑えることを目的とするものである。甲第三号証発明にあってはこの鉛を処理する為に酸性の硫酸第一鉄を大量に注入し、汚泥を酸性にするのである。また同時に汚泥を固化させるためにセメントを添加するものであるが、セメントを添加することは汚泥のｐＨがアルカリ性側に移行するため、汚泥中の鉛が再溶出する現象が生じるのである。従ってセメント添加量を増やして汚泥を固化させようとすると鉛の溶出量が増大する結果を招来するのである。勿論セメントを添加した状態でｐＨ

を酸性にすれば鉛の溶出は防止できるが、セメントは固化しなくなるのである。

従って甲第三号証発明にあってはセメントの添加は単に酸性側の汚泥を不溶質の水酸化物とする為のｐＨ中和と、その処理汚泥を固化するために使用するものであり、高強度の固型体とする事はまったく意図していないのである。因みに甲第三号証発明の実験を見れば明らかなように汚泥量に対し硫酸第一鉄を三〇重量％も添加しているのである。そして甲第三号証の表－三の実験番号一と四を対比すれば明らかのようにセメントと併用する場合、硫酸第一鉄を添加することによって圧縮強度が低下することが具体的に開示されている。

また甲第三号証発明にあってはセメント中の六価クロムの溶出を防止すると云う技術思想はまったく無く、汚泥中のクロム酸鉛を対象とするものである。

一方、本件訂正後発明におけるセメントに対する硫酸第一鉄の添加量は、六価クロム量に対して一五～三〇倍であるが、コンクリート量に対する添加量としては〇・〇七五％に過ぎない。これはセメント中の六価クロム量が少ないことと、セメント中に鉛が存在しないために酸性にする必要が無いからである。最もセメントを酸性とすれば前述したようにセメント自体固化せずコンクリート構造物を構築することは不可能である事は周知である。

この硫酸第一鉄の添加による製品の強度に関して、甲第二号証にあっては「この試験からすると溶出される六価クロムの酸化還元当量に大体近い量の硫酸第一鉄溶液を添加することによりセメント製品はその廃液中に六価クロムが溶出されないことが解った。……又、その一定日数の材令後の圧縮強度もこの程度の鉄塩の添加によって殆ど変らずＪＩＳ規格に合格するものを得ることができる」（甲第二号証第三頁左欄上段第一三～一九行）と記載されており、酸化還元当量以上の硫酸第一鉄を用いると圧縮強度が低下することが示唆されている。

又甲第三号証に記載された固化した汚泥についても表－三の表から明らかなようにセメント使用時において硫酸第一鉄を汚泥に対し三〇重量％加えると圧縮強度が低下することが具体的に数値によって開示されている。

従って甲第二号証および甲第三号証の記載に基づけばセメント使用時に硫酸第一鉄を大量に使用すればセメント製品等の圧縮強度が低下することが示唆或いは開示されているのである。

しかしながら、本件訂正後発明に係る「コンクリート構造物」にあっては従来の知見に反して、圧縮強度が低下しないと云う卓越した技術的効果を奏するのである。この点については立証を補充する予定である。

二　結論

以上より、本件訂正後発明はコンクリート構造物を作る際に、セメントの六価クロム量に対し還元剤を一五～三〇倍存在させても、該コンクリート構造物の圧縮強度を低下させることなく六価クロムの溶出を防止する技術に対し、甲第三号証の発明は汚泥中の六価クロムと鉛の溶出を防止し固化処理する技術である。それにも拘わらず本件決定は、その硫酸第一鉄の使用量が本件訂正後発明における六価クロム量に対する還元剤の使用量に相当することのみをもって甲第二号証に甲第三号証記載の発明の構成を適用して、前記相違点に挙げた訂正後発明の構成のようにする事は、当業者が容易になしえる程度のものである（決定書第四頁第三行～第五行）としている。かかる誤りは本件決定の結論に影響を及ぼす重大な誤りであるから、この点で本件審決は取り消しを免れない。

第四　決定を取り消すべき理由三

一　決定の認定・判断と問題点

本件決定において、決定書第五頁の「三、対比・判断」において甲第二号証発明の「生コンクリート製造又はセメント製品製造の際」と本件特許発明の「コンクリート構造物を作る際」とは対応するとしている。

しかしながらこの点に関し本件特許発明の審理にあたって、「セメント製品」と「コンクリート構造物」の相違については審査の段階で審査官と面談のうえ詳細に説明し、その差異を認めたうえで特許登録したにも拘わらず今回の異議決定においてはこれを同等とした見解、解釈で同一視する事は言葉の概念と物質の奥にある本質をはき違えた皮相的な見解である。

また「決定を取り消すべき理由一」でも述べたように両者はまったく別異のものなのである。

二　結論

以上より、本件特許発明と甲第二号証発明とは同一であるとしており、かかる誤りは本件決定の結論に影響を及ぼす重大な違法であるからこの点で本件決定は取り消しを免れない。

第五　本件特許の登録にいたる迄の経緯および当該業界の現状と本件知的財産権の背景にあるもの

(一) 新生産業を産む特許と時代性

時代の新規性と先駆社会を指導する特許権の取得は、その有効性、科学技術効果などが国家社会に普及して貢献する利益、国民生活のレベルアップ、環境保全、経済効果等など拡大社会が約束されています。世界貿易機構(WTO)協定に「知的財産権を重視しない国は自由貿易市場から退場してもらう」ことが盛り込まれています。ボーダレスワールドの秩序とされるプロパテント(知的財産権の保護拡大)が新たな富の財源として脚光を浴びている時代であります。

わが国では、国民の創造的産物を保護する法律として、広い専門学識を有した知的集団である官庁ー特許庁の特許、実用新案などの知的所有権の審査、権利の認定、登録業務がある、特許取得と取得後の権利を保護し、国益を発現する官庁である。

個人・企業の財産は特許取得の活用にあり、国家を挙げての特許戦略が国の活力となる基盤で、知的財産の保護が国の発展を支える時代である。今日のアメリカの繁栄は特許を正義とした、秩序の国家戦略にあったことが知られている。

(二) 特許取得にいたる零細企業・中小企業のリスク負担

国家の繁栄を司るベンチャービジネスは、事業の発展を推し進める手段として特許取得を必須要因においている。取得までには夢と希望を土台に情熱を継続し、創造思考・熟考決断・実験・証明・効果確認などの所要時間と出願費用、広告宣伝、発表、特許取得後の維持管理費用等などの膨大な出費「時間と経費」を前出しでリスクが掛かっている。特許とは、隠れた現象を表に出す効果が経済効果となり、国家社会の潤滑油になるものである。

この度の異議決定に伴う多大な労力と経費は中小企業の死活問題であり、これではベンチャー起業家が新生する余地がない。

(三) 特許無効通知はアカウンタビリティ(結果説明責任)の公開の必要性

この度の様なことが繰返され、許されるのであれば特許出願人や特許権者が、一方的に多大なリスクを負わなければならない事になる。知的専門分野の集団である特許庁が一度許可した特許に対し、無効とする異議決定は、特許行政上あってはならない事である。

(四) 公営・国家上の特許は潰すのではなく、国家が買い上げ管理する

本件特許のような公益、国家上の技術は潰すのではなく、国家が率先管理すべきものであると関係者には申し入れてきた。この特許技術は、土木工事の公害環境の改善・産業廃棄物の安全活用などの避けて通る事が出来ない不可欠の対策手段で

ある。社会的背景の裏に潜む病理の公害要因は、積極的に情報公開し即時改善される発令を重ねてお願いしたい。

(五)わが国の知的財産権者の主張に対する排除的対応

わが国が今日大きく出遅れている知的財産権の取得は、情報、技術、文化、宗教などは全て、外からくるタダの物とした考え方(キャッチアップ)が創造的発現を遅らせ、出る杭が打たれ、喧嘩両成敗の結末が起業家の意欲を喪失し、特許が如何に保護されていないかを如実に物語っている。

今回の建設省発令は当面の措置として、六価クロムを発生するセメント使用量のもっとも少ない軟弱地盤の固化処理に関するものである。また最も多くクロムが排出されるコンクリート構造物にあっては、初期ブリージング水の検査が重要である。この点に関し二八日経過後の固形体を水に浸漬して、水中のクロムを測定する事が記されているが的を得ていない検査と云わねばならない。

(六)セメント製造設備は、公害対策の最終処理装置

セメント自体は産業廃棄物を骨材活用し、コンクリート構造物として再利用する用途拡大を可能とする。またコンクリート構造物は重金属を自然界に溶出させず半永久的に構造物内に封じ込め、閉じ込めることが出来る接着剤的素材である。重金属を含有する下水汚泥やダイオキシンなどの環境ホルモンも、セメント製造に用いられ、高温焼成により無害化できる二四時間体制の環境に寄与する公害防止事業である。本件特許発明は公害防止技術の根幹である国家レベルで達成しなければならない産業廃棄物、とりわけ多くの排出量を占める建設廃材の処理技術と発ガン物質と言われているクロムの処理対策のゼロエミッションを可能とした技術である。

（七）情報開示・行政指導発令とクロム公害

生命体に有害な物質の防止対策は、迅速かつ広範囲な対策発令と即時実行される行政指導が不可欠である。クロム重金属は発ガン物質唯一最大のもので、極めて微量な状況下でガン発生を細胞に促すものである。六価クロムも三価クロムも変位しやすく総クロムとして対処しなければ再溶出する物質である。クロムが最大の癌発生因子であることは、『ドキュメント・クロム公害事件』（著者：川名英之、出版社・緑風出版）に下記のように詳細に述べられている。（本文抜粋）

（イ）クロム障害は複合汚染による全身の障害」であるというだけでなく、肺がんと鼻中隔穿孔、各種臓器にガンや前癌症状など多種多様な疾病を引き起こすこと。

（ロ）これまでクロムが唯一最大の発がん物質と考えられてきたが、実はクロムのほかにベリリウム、ニッケル、コバルトといった発がん物質が相互に作用し合って、よりがん化を促す「複合発がん」をいとなんでいる可能性があること。

（ハ）六価クロムは人体にとり込まれて三価クロムに変り、これが慢性変化の主役をなすことなどが「クロム全身被害論」の根拠である。

（ニ）がんは炎症の繰り返しによっても発生の頻度が高まるし、また少量でも直接、がんの引き金を引く物質であります。クロムは体の内部に炎症を起こすし、また癌の引き金を引く能力もあります。六価クロムを吸収すると、水に溶けにくい三価クロムになって肺内に溜まり、それが少しずつ体中に運ばれ、胃や肝臓などにちょうど適当な濃さで何年にわたって作用することになります。その結果、まず一番強くクロムが作用する肺にがんが起こり、やがて他の各種臓器にも癌が起こってくるのです。

（ホ）クロムは地中に埋まっていても、地下水の毛細管現象で地表に上がってきて、黄色い粉塵が大気を汚染、これが人体内に吸収されて疾患を起こすからである。

古くは足尾銅山、東邦精錬所、水俣水銀、高砂PCB、富山イタイイタイ病、日比クロ鉱さい等々と鉱物有害については充分その有害性に就いて認知されているはずである。広範囲、大量、継続的に使用されているセメント中のクロムは、地球三層といわれる大気、水、土壌の何れかにも拡散、混入溶解する有害金属である事が知られている。

（八）本裁判は「本特許を特許庁が無効とした社会的波及」

新規性、国家社会の環境に大きく貢献する副産品の利用、環境基準の遵守、国民の健康保全、産業廃棄物の再資源化などに役立つ卓越した本公害防止技術は、セメント中のクロムを構造物内に封じ込め、国民の健康保全に寄与するものである。

（イ）今日までセメント構造物の中にクロム公害源を封じ込める特許技術は皆無である（新規特

許性）。多くの特許出願がありながら一つとしてセメント中のクロム対策の特許が見当たらない。

（ロ）六価クロムを土木構造物中に封じ込める技術は今日まで使用されていない。今日のセメント生産量は年間約八千万トンとも言われ、その中にクロム量として、一〇ｐｐｍ含有すれば八万ｋｇという有害金属が排出されることになる。（環境保全・公害対策）

（ハ）産業廃棄物を骨材に利用し、自然界に安全なコンクリート構造物として有効再活用を可能とする技術（資源の有効活用・環境改善）をはじめ、弊社は一〇〇〇件近い特許を申請し、約二〇〇件未満の特許、実用新案権を取得しているベンチャー企業である。

自然の法則は最小のエネルギー消費で、最短の軌道を通り最大の効果を得るものである。特許とは自然の摂理を発見し応用する事を熟知している。

第六　セメント製品とコンクリート構造物の相違点

すでに述べたようにセメント製品は、使用されるセメント、骨材材料（天然砂、砂利）、比率、規格、工場製作、管理条件等の同一性、複雑、多岐にわたる製作品種の種類、使用場所などの特性がある。

一方コンクリート構造物は、使用されるセメント（フライアッシュ・高炉他）、特定されない素材（鉄滓・銅滓・フライアッシュ等）ならびに配合比率、自然条件下の施工、同一種類の現場製作、セメント使用量が多いなどの特性がある。

前記コンクリート構造物の製作に当たっては、セメント製品の製造と異なり、混和材や骨材の粒子径、種類などの配合を少し変えることで、早期固化、遅延させたり、強度を上げたり、水中コンクリートなどセメント製品の製造では考えられない自然条件下で施工、目的に合わせて構造物を構築している。使用用途により少しの素材、配合比を変えることで、目的が達せられるのがコンクリート構造物の特性である。

細・粗骨材の不特定性、重金属の含有する骨材の利用で産業廃棄物、副産品（バイプロ）から有害物質の溶出をコンクリート構造体中に封じ込め、かつ骨材としての有効活用を図るコンクリート構造物は「ゼロエミション社会を可能とするリサイクル、リユース技術」の根幹に位置するものである。

以上のようにセメント製品とコンクリート構造物は素材、骨材、使用目的、製作現場など基本的に異なり、上記多項目で異なるものを同一視する事は、あやまちである

第七　重金属含有汚泥とコンクリート構造物の相違点

重金属含有汚泥は、pH九・九のクロム酸鉛を対象としたもので、pHを中性以下に下げている。これはクロムと鉛の酸化還元を同時に行なう事を目的とし、最後にセメントを注入し、酸性側から中性に戻し中和させ、セメント固化を行なう、一連の有害重金属汚泥の処理方法である。コンク

リート構造物が必須目的とするコンクリート強度を目的とするものではない。

一方、コンクリート構造物のコンクリートはｐＨ一四と高く、六価クロムの還元に硫酸第一鉄を加えてもｐＨ一四前後と殆ど変化しない程度の量である。ｐＨ中性まで下げたらコンクリートは硬化しない

対象物に含まれる重金属量が数千倍異なるものを本来、同一対象とはしないものである。対象物の本質を変化させる事を目的で注入される量と、対象物の組成を殆ど変化させずに使用する場合との同一視は無理がある。甲第三号証発明はセメント中のクロムは対象としていないのに比べ、本件発明は、セメントと骨材中のクロム他重金属を対象としたコンクリート構造物を目的としたものである。

目的、用途、対象物あたりの量など根本的な違いを比較同一視、相対する事は、学問的にも、常識的にも対比しない枠外のものである。

（二）ポルトランドセメント

セメント生産量の九〇％がポルトランドセメントである。セメント一ｔあたりの主原料は、石灰石約一二〇〇kg（一般には$CaCO_3$九五％）以上のものが使用されている。

粘土約二七〇kg（頁岩、泥岩、粘板岩風化物、沖積層粘土物、洪積層）などが用いられている。鉄滓二五kg（硫化鉱バイ焙焼炉から出るパイライトシンダーや銅精練において溶鉱炉から排出される銅からみ）などが用いられ、原料調合物中の鉄分の補正に利用されている。

(二) クロム、セレン、砒素などの重金属がなぜセメント中に混入されるのか

(イ) 機械・物理的な問題点

セメントキルンの内壁にはクロム耐火煉瓦が張り付けられクロム微粉末が徐々に削られセメント中に混入される。プロセス的、原料、機械上の問題で混入せざるを得ない。

(ロ) 製品原料からの問題点

ロータリーキルンの高温焙焼時に原料の鉄滓や銅滓、粘土質等に含有するクロム、セレン、砒素などの金属は高温でも溶解せず、微粉末でセメント中に混在する。セメント粉末中に残留するのは、高温でも塊にならずに生命体に有害で取り込みやすい性状の極めて微細なクロム、セレン、砒素などで分別が困難である。

(ハ) ロータリーキルンで建設廃材、下水汚泥、

その他廃棄物の焼成を行ない焼却灰としてセメントの一部として増量材とする場合は、重金属の更なる混入も考えられ、本件特許は安全なコンクリート構造物として再利用する産業廃棄物のゼロエミッション化を促進する最短の解決手段である。

証拠方法

甲第二号証　特開昭五〇・四三一二三号公報

甲第三号証　特開昭五三・一五二六四号公報

準備書面（第１回）表紙

副本

1

平成１２年（行ケ）第１９１号取消決定取消請求事件

準　備　書　面　（第１回）

東京高等裁判所　第１８民事部　　御中

原　告　[redacted]

被　告　特許庁長官　[redacted]

上記当事者間の平成１１年異議第７３０９２号の取消決定取消請求事件について、被告は次のとおり弁論を準備する。

平成　12年　10月　26日

被告指定代理人　[redacted]

被告指定代理人　[redacted]

特　許　庁

平成一二年九月一一日付け原稿準備書面（第一回）における原告の主張に対して、被告は次の通り反論する。

（一）原告の「第二　決定を取り消すべき理由二」の主張について

（原告の主張）省略

〔被告の反論〕

「コンクリート構造物」という構成に関し、訂正明細書には、前記原告準備書面で主張するような定義は記載されていない。

「コンクリート構造物」とは、一般にコンクリートを主材料とする構造物のことであり、「コンクリート」とは、セメント、水、骨材、更に混和材料を適当な割合に調合して練り混ぜたもので、セメントと水の化学反応により硬化体となるものを意味するものである。また、「セメント」とは、一般には接合剤の総称であるが、土木・建築分野においては、モルタル、コンクリートに使用される無機質の水硬性セメントを意味し、このなかには、ポルトランドセメント、混合セメント、特殊セメント（膨張セメント、高硫酸塩スラグセメント、着色セメント、白色セメント、フライアッシュ等）の種類があり、骨材は、その粒度により細骨材と粗骨材に分類され、その種類として、砂、砂利の他、フライアッシュ、鋼砕スラグ、銅砕スラグ、建設廃棄材等の有害重金属を含有する可能性があるものも含まれる。混和材料とは、コンクリートの性質を改良するためにセメントに加えられるもので、ＡＥ剤、減水剤などがある。

一方、引用例1の、「本発明は生コンクリート又はセメント製品の製造において、使用する粗、細骨材セメント及びＡＥ剤等を水をもって練り混ぜるに際し、」（甲第二号証第二頁右上欄）という記載、実施例1の「生コンクリート練混ぜこれをトラック上のミキサ又はコンクリートトランスファーカーによって諸処に運搬供給するコンクリートプラントにおいて」（甲第二号証第三頁右下欄）という記載からみて、引用例1記載の発明における、「生コンクリート製造またはセメント製品製造の際」中の「セメント製品」とは、「コンクリート製品」といえるものであり、「生コンクリート製造」は、現場打ちコンクリート構造物を構築するための生コンクリート製造をも含むものである。

そして、「コンクリート構造物」とは、単にコンクリートを主材料とする構造物のことであるから、施工現場で、生コンクリート（未硬化コンクリート）を製造して、施工現場で生コンクリートを打設して構築するもの、生コンクリート製造プラントで製造された生コンクリートをコンクリートミキサー車で施工現場まで搬送し、その生コンクリートを施工現場で打設して構築するものもコンクリート構造物であり、工場又は施工現場で製造されたコンクリートブロック等のコンクリート製品は単品ではコンクリート構造物とはいえないけれども施工現場で複数のコンクリート製品を上下左右方向に連結して構築するもの（例えば、コンクリートブロック塀等）はコンクリート構造物といえるものである。また、コンクリート構造物に求められる圧縮強度は、その用途に応じて大きく変化するものである。したがって、訂正後発明の「コンクリート構造物を作る際」中の「コンクリート構造物」という構成は、使用するセメント、細、粗骨材の種類、コンクリートを混練する場所、コンクリートを打設する場所、コンクリート構造物の規模、必要強度等を限定する意味は一切ないものである。

引用例一記載の発明における生コンクリート及びセメント製品も当然前記のようなコンクリート構造物を構築するために使用する場合があるものでから、引用例一記載の発明における、「生コンクリート製造またはセメント製品製造の際」と、訂正後発明における、「コンクリート構造物を作る際」が対応するものであるとした本件決定の認定に誤りはない。

(二) 原告の「第三　決定を取り消すべき理由二」の主張について

（原告の主張）省略

〔被告の反論〕

一に対して

本件決定の判断の項で、「一方、六価クロムと他の有害重金属を同時に安定無害化処理するために六価クロムと他の有害重金属（例えば鉛）を含む物質に硫酸第一鉄、水、セメントを加えて撹拌し、硬化させる際、無害化処理の還元反応が固体の中の反応であり、六価クロム等の排出基準等の安全性を考慮して、六価クロム量の一九・二倍以上の硫酸第一鉄を添加する構成が引用例2に記載されている。」としたのは、前記引用例2には、「汚泥等」と記載されており、引用例2記載の発明の認定においては「汚泥等」の上位概念として「物質」というワードを使用しただけであって、「汚泥等」を拡大解釈したものではなく、本件決定は引用例二に記載の発明の認定を誤ったものではない。

(二に対して省略)

三に対して

訂正明細書(乙第二号証)には、訂正後発明は圧縮強度が低下しないものであることは記載されておらず、原告の主張は訂正明細書の記載に基づかないものである。

「コンクリート構造物」とは、前記原告の「第二　決定を取り消すべき理由一」の主張に対して反論したように、コンクリート構造物を作る際に使用するセメント、細、粗骨材の種類、出来上がったコンクリート構造物の具体的な必要強度を限定するものではなく、例えば、使用するセメントをフライアッシュ(微粉炭燃焼ボイラーの煙道で採取した粉塵)とした場合、セメント中に含まれる六価クロムの量及び六価クロム以外の重金属(例えば鉛)の含有の有無は、特定できないものであり(このことは原告も、第一準備書面第一六頁一二〜二六行で認めている。)、セメントに含まれる六価クロムの量、鉛等の重金属の存在によっては、原告が主張する「セメント中の六価クロム量が少ないことと、セメントに鉛が存在しないために酸性にする必要がないことから、コンクリート構造物の圧縮強度を低下することがない」とは必ずしもいえないものであり、原告の主張する「圧縮強度が低下しない」ことは、訂正後発明の特有の効果とすることはできない。

　そして、コンクリート構造物に要求される圧縮強度は、用途に応じて大きく変化するものであり、六価クロム等の放出をできる限り減らすことを主目的とした結果、圧縮強度がある程度低下しても、コンクリート構造物の用途によっては、充分な必要圧縮強度である場合もある。

　さらに、使用する細、粗骨材を鋼砕スラグ、銅砕スラグとした場合、コンクリート構造物を作る際のセメント混練中に無害化処理すべき六価クロム及び鉛等の重金属の量は更に増加する場合もあり、六価クロムと鉛を含有する汚泥等にセメント、硫酸第一鉄溶液、水を加え、混練し固化させる汚泥等の無害化処理技術である引用例2記載の発明の構成が、セメントにより固化したものが硫酸第一鉄の添加により圧縮強度が低下するものであるからといって、圧縮強度を必要とするコンクリート構造物を作るためのセメント混練方法に適用することはできないという前記原告の主張は理由がないものである。（以下省略）

(五) むすび

　以下のとおり、本件決定を取消すべき理由はない。

原告第３準備書面　表紙

平成１２年（行ケ）第１９１号決定取消請求事件

控

原告第３準備書面

原　告　[redacted]

被　告　特許庁長官

原告は標記事件に関し、下記の通り弁論の準備をする。

平成１３年１月２６日

原　告　[redacted]

代表者　[redacted]

東京高等裁判所第１８民事部御中

東京高等裁判所 第18民事部 平成 13.1.26 受付 第　号

記

-1-

（前文省略）

第三　異議決定および被告準備書面（第一回）に対する総括的反論

一　はじめに

二一世紀は環境世紀である。環境庁のスローガンは「バトル（闘争）&エボリューション（進化）」を掲げている。国民の健全な環境の元に生きる権利の優先主張と、環境社会を構築する「正義の為に戦う事が進化」する事と位置づけている。

「知的財産権の保護、拡大」

プロパテントにより「格差の公平」を認め、新生産業や企業家の支援を図ろうとする世界の時流である。

自然エネルギーの利用とは、太陽光や風力によるばかりでなく、狭い国土の何処かに日常的に埋設されている産業廃棄物と工業副産物品を有効に組み合わせて活用、海洋生物の都市化構造物として、自然生産力に還元する「正のフィードバック」を可能とする国家プロジェクトを提案する。システムの生産部を「自然に任せる部分」を設けて、自然が普遍的にもつ循環系の法則とは、「必要必然」が廃棄物を結果的に出さないゼロエミッションの手段となる志向哲学が重要である。

使用後の地球資源の再活用には、重金属をコンクリート構造物内に安全な状態で封じ込める技術が必至で、その技術が特許化された事により、わが国のリサイクル事業のシステム化を図る事を可能とした技術である。

しかるに、その特許を特許庁が無効とする審理に対してこの度、訴訟し、裁判で企業家の正義を貫くものである。知的財産権の保護、拡大の権利主張はベンチャー企業の根幹にあり、知的財産権の剥奪は死活問題である。この事は技術立国を目指すわが国の理念と逆行するものである。

我が国の産業は、外国から地球資源を輸入し工業化させた後、使用後の廃棄物・副産品が国土に山積みされ、それからの公害発生が積極的に対処されていない。この鉱物資源の中には、多量の重金属を含有している鉱滓などをコンクリート構造物の骨材とし、セメント混錬時に工業副産品の還元剤を添加して無害化構造物材料とする再資源化を図るものである。安全な海洋構造物として海洋都市生産を新生する再資源として還元される多様な効果が、エネルギーや資源、食料、少子化、高齢化、過疎化、反面－人工増加など広範囲の今日的問題の解決手段となる。環境保全、公害防止、資源利用、難病発生防止などの国民・国家の利益として実現する技術を、被告は無効にしようとしている。

従来、産業廃棄物に見られる環境超過事例が恒常的かつ広域に拡散されて大気、水質、土壌等の汚染を引き起こしてきた。戦後の公害問題の主なものは重金属による、水俣病やクロム公害に関するものが知られている。弊社開発技術は癌の発生原因とされる唯一最大のクロム等を未然に防止する技術であるにも拘らず、被告の審理決定は公害の排出を助長するものである。

本裁判の経過、準備書面から特許審理をする特許庁が如何に上位概念とする格差の公平を欠いて認識し、的外れな解釈や主張を開発者や起業家に押し付けているかが知れよう。

本来、特許権利を取得する事は、莫大な時間と経費の出費が伴うもので、特許庁が、このように権利を無効とする特権を軽々しく行使されると、特許権者の不利益は計り知れないものであり、技術開発者の意欲を減殺するものである。

二　言語表現の概念と比較対照について

言語とは、一般的な意味の解釈が内在するものである。又主体の意味は、巻頭にある場合は強く限定的に示され、終末には総括表現がなされる。

細分化により、近似した部位が多く言語比較や全体が表現し難い場合は、総体概念のもつ意味を的確に表現し、全体像が認識できる事が言語概念である。この事は自然、宇宙を総体とした哲学、ユニバーサルから専門分野のカレッジに枝別れした学識の細分化であり、例えば指が一〇本あり、骨や血管、皮膚、神経などの細部共通項の手と足は同じか？手は手であり、足は足なのである。文盲が象の尻尾を触って細いとか、足を触って太いと言うようなもので、象そのものの概念理解では間違っている。この様な上位概念から特許審理をされるとしたら、有機、無機物質は全てが結晶構造で、生命体はKNOHPSの共通の原子からなるミクロコスモス・マクロコスモスの宇宙であるとした自然の普遍的共通項を特許記載すれば、拡大解釈がまかり通ることになる。

異なる部位の構造、形状、色、原料、素材、量、寸法、製造法、使用目的、強度、耐久性、時間、温度など等、有限の世界の判断は格差・比較、言語の異なり、とらえ方が異なる「格差の公平」で物事を判断する能力が重要である。細分化の共通事例をならべて、言葉の字句の一部が同じであれば容易に為し得た事と解釈されるのであれば、人間もサルも同じである。引用例中の語句、句読点の間違い、解釈等、文書を良く理解していない軽率な理解と判断で、この様な間違いは特許無効の異義を担当される場合、審理の慎重さを欠いた事であり、重なる間違いはあってはならないものである。

全体認識表現の違いがあれば、比較対照とするべきものではない。この様に多く相違諸因や定義が異なるものを被告の仮説、推察による曖昧な比較対照と同一視するのは無理があり間違いである。

一端特許にしたものを特許無効を決定した事は、特許庁審理の精密さの義務を怠った職務上のミスで、被告が引用した例を見過ごしていた事になる。以下その引用例が比較対象とするべきものでない事を詳細に述べる。特許庁は、個人の知的財産権を無効とする剥奪手段の行使において、度重なる間違いや誤りは許されない立場にある事を充分認識されたい。

三　特許庁の言語表現の解釈について

言語は、一般社会で常識的に相互理解がなされる共通認識上のものが理解され判断されるもので、必要がある場合には、更に細部の数値や文献などで比較して差を求めるものである。一般にコンクリート構造物と言えば、強度を保持した、自然界で破損し難い物との社会、学識上の常識が認識されずに被告は、原告の訂正後発明には、コンクリート構造物の定義として述べられていない等と準備書面（第一回）に平然と書かれている。コンクリート製品とコンクリート構造物の違いを同一と被告が間違った認識をしているから文献の定義を引用し、その違いを説明したものである。本来ならばこの様な説明は言語理解が為されるべきものである。弊社特許・知的財産権を無効とする事は、甲第二号証、甲第三号証の引用例並びに準備書面（第一回）の文言と解釈に述べられている様に官の特権認識とされる上位概念が随所に見られ、民主主義の根幹である格差の公平と平等に反するものである。

裁判官殿より異議決定の「三の対比、四の判断」を詳細に比較、対象されていないとのご指摘を受けたが、文言を一つずつ比較すると前述のような、意味は異なっても文言が同一と見なされたり、文言が一般的でないとの理由で、最近の特許審理で有無を言わせず終結通告を受けた事例がある。技術理解の相違が甚だしく、特許庁の理解が為されないまま一般的言語として表現使用されていないとされた一方的理由で判断され、終結通知を受けた。この度の被告の甲第二号証・甲第三号証や準備書面での上位概念認識と酷似している手法で、技術的理解を避け仮定類推を押し通すやり方である。

甲第二号証に引かれた『セメント製品を製造す

る際、使用する粗、細骨材セメント』とあるがその様な材料は厳密にはない。この誤りを気付かず、そのまま引用している。当該者であれば厳重な審理において、この様な誤りはあってはならない。

甲第二号証及び甲第三号証は本件訂正後発明と比較対照すればする程、文献の定義から異なる対象の為に単位が一桁異なり、素材、規格の違いなどが随所に見られる事象は、比較する事自体適していないものを引用例とした原因と結果である。

被告のコンクリート構造物とセメント製品・メッキ汚泥を同一・同次元で捉え類推しているのは、言語認識が誤った拡大解釈であるとして、原告はその言語の持つ意味と範囲が定義ずけられている文献で引用したものを提出したところ、被告の準備書面では、コンクリート構造物の強度に付いて触れていないとの指摘があるが、コンクリート構造物と言えば、一般的にも強度を保持した大きな硬いもの、自然界におかれて破損し難いもの等の一般概念理解がなされ、ましてや当該技術分野では自明のことである。甲第三号証に示された汚泥のような脆弱な強度の物を構造物とは言わず、類推する事はしないものである。しかるに被告は『コンクリートの強度によっては充分な必要圧縮強度である場合もある』と主張している（準備書面第一五頁第一～二行）。

しかしながら、甲第三号証に引かれた汚泥固化の圧縮強度とは、一六・三kg／cm²でセメントモルタルの圧縮強度でさえ一〇〇kg／cm²を有し、約六倍の圧縮強度を持つ、甲第三号証の汚泥固化の圧縮強度一六・三kg／cm²はコンクリート構造物の充分な必要圧縮強度とは言えない。

今日の土木分野では一〇〇〇kg／cm^{2}の高強度コンクリートに挑戦して、益々コンクリート構造物では耐久性が求められている。

また特許出願者は必ずしも出願物件周辺を熟知した当該者ではない場合もある。

特許審理時においても否定文に使用される言葉で引用すれば、『当該者であれば容易になしうる程度』の文言や句読点、仮説、類推などに正確さを欠き、特許無効の判断の過ちを犯した事は自明の理である。

一般常識的用語の解釈を曲解し、明らかに比較対照とならない対象物を引用例とする事は何処かに特権的意識があり、認識制度をブレークスルーしない限りこの様な間違いが起こる。

「被告の反論」の共通根底にある認識は、『汚泥』を『物質』と言ったり、工場内もしくは人的管理が為された状態で製作される生コンクリート製造とセメント製品、それらの搬送、運搬する機具、容器などが、コンクリート構造物構築時のものと同一であるとした上で類推思考、仮定を連鎖して、コンクリート構造物と同一であるとの説明が為されている。

この事は、料理を作る時使用する容器が同じであれば、材料が違っても同一の料理であると言ったような論理である。甲第二号証及び甲第三号証は、比較対照とされるものではない。

一方 当該者であればあるほど材料や配合比等が異なるものを同一の形而上には乗せない、プロパテント時代に特許侵害、抵触の怖さを熟知しており、他社の特許周辺には容易に為そうとしないのが通常である。本件訂正後発明も未知なる部分の多いコンクリート硬化のメカニズムに置いて、六価クロム等並びに三価クロム等としたのは、何れの場合にも該当される因子がその場の条件にあり、製造時のブリージング水中と、経時後のセメント製品表面から溶出する廃水中とがある。なおセメント工場の焼成炉によって、内部の黒マグといわれる耐火煉瓦の削られる量によってもクロム等の含有量が異なったり、同一原料であっても、セメント中の有害重金属含有量に幅がある場合がある。有害重金属を含有した産廃焼成灰をセメント中に混合使用する場合も増加傾向にある。甲第七号証からも明らかな様に三社混合セメント中には全クロム四四mg／kg前後が含有され、その時の六価クロムは約一／六の七・六mg／kgで含有されていた。それ以外の三六・四mg／kgは三価クロム等であり、その防止対策をも視野に入れたものである。

四　特許庁の審理について

この度の特許無効審理は業界の知るところで、コンクリート構造物の公害防止対策は頓挫したまま、関係者が固唾を飲んで成り行きを見守っている。

原告の開発技術を被告の上位概念の認識で否認され、決定取り消し裁判にエネルギーを消費する事は耐え難い事である。この間にも国民の健康の不利益であるクロム重金属が無対策のまま自然界に排出されている。

◆特許庁文言（……一切ない）について

被告は、『使用するセメント、細、粗骨材の種類、……コンクリート構造物の規模、必要強度等を限定する意味は一切ないものである』と主張している（準備書面第七頁第九～一一行）。本来コンクリート構造物設計時に目的とする用途に応じて、規模、使用材料の種類、必要圧縮強度が決定するもので、被告の見解がコンクリート構造物の製作にあたって『限定する意味が一切ないもの』との判断が為されているのは建築構造物、土木構造物の建設に携わる関係者の設計技術を無視した専横的解釈である。この様な思考認識で特許審理をされるのであれば特許、法律、行政以前の問題である。

『「汚泥等」の上位概念として「物質」というワードを使用しただけで、汚泥等を拡大解釈されたものではない』と主張（準備書面第一一頁第一七～一九行）し、異議決定の随所にうかがわれる共通の潜在的解釈は、有無を言わせない上位概念による審理が為されている。この事は、技術格差の公平性を無視したものである。

被告は、セメント中に含有される重金属について、充分な情報を知り得て、今日も公害防止が為されていない事を知っているはずである。

五　工場と現場、製品と構造物の相違について

セメント製品とコンクリート製品は、目的に応じた原料配合による圧縮強度が得られる事を目的として、同一種類を多量に管理されたＪＩＳ工場

で製作されるもので、製品の同一化、製作時に排出される廃水処理の管理、対応が可能である。よって法律で廃水処理が義務づけられている。但しセメント製品とコンクリート製品からのクロム溶出は防止されていない。

一方、コンクリート構造物は工場管理が出来ない条件下で建造され、公害で環境基準値が超過事例であっても、ブリージング水を集める事が不可能な状況が多いので、工場製品では厳しく環境基準を厳守されている廃水がコンクリート構造物構築時には無処理で自然界に排出されているのが、土壌汚染、水質汚染、大気汚染の現状である。

この度の原告特許は、従来まったく対処されていないコンクリート構造物の構築時に対応する事に依り、コンクリート構造物表面からのクロム溶出による公害防止を可能とする対策法である。

セメント製品・コンクリート製品とコンクリート構造物は比較対照にならず、公害問題一つとっても、工場では法で規定されている有害重金属の六価クロムが、コンクリート構造物には対策が為されていない差異については黙認されたままである。我が国の公害は、クロム鉱滓、水俣病、イタイイタイ病、神岡銅山廃水など等の鉱物（有害金属）に起因するものが殆どである。セメント・コンクリート製品では、環境基準を厳守されている廃水が、コンクリート構造物の構築時では無処理で自然界に排出されている。セメント製品製造過程とコンクリート構造物建造過程が異なり、公害対策の一部対処が不可能であり、セメント製品と同一であるとすれば、コンクリート構造物からの公害排出水は違法行為となる。

この度の本件訂正後発明は、かかる問題に対しコンクリート構造物構築時のブリージング水から六価クロム及び三価クロム等を排出さないことで自然環境を保全する技術である。この様に異なるセメント製品製造過程とコンクリート構造物構築過程は、公害対策の一部対処を比較しても、大きな相違が見られる。よって、比較対照されるものではない。

六　甲第二号証および甲第三号証に記載の強度について

甲第三号証は化学反応式で水酸化クロムの生成が記述されている。特にクロム酸鉛の汚泥に関しては、一般廃水処理後の水酸化クロムの沈殿物汚泥を固化処理する従来からの作業と同一である。骨材の入っていないモルタルセメントの最低圧縮強度は一〇〇kg／㎠で、甲第三号証の処理後の汚泥固化の圧縮強度は低く、一六・三kg／㎠であり、この様な強度のものはコンクリート構造物とはみなさないので比較対象とはならない。コンクリート構造物の圧縮強度は骨材の種類、粒子径、配合組み合わせにより求められる物で、接着剤的セメントに求められる物ではない。甲第三号証発明のように固化処理した汚泥固化の圧縮強度が脆いと自然界の気象条件下、例えば管理型産業廃棄物場に投棄・放置すると太陽光線や風雨により六価クロム、三価クロム等に再溶出する程度の圧縮強度（一六・三kg／㎠）で一時処理的固化であり、自然界で再溶出する危険を孕んでいる強度である。

それに引き換え圧縮強度が大きければ、自然界で再溶出しにくい事は自明の理である。

この事からも、汚泥固化とコンクリート構造物の構築過程に差異がある。

甲第二号証のセメント製品及びコンクリート製品とは、工場で管理製造された製品に関するものである。製品から溶出する六価クロムの量とは一〇日間養生後、一〇倍量の水に浸漬して一ヶ月間放置してそれから溶出される六価クロムの量を求めた数値である。わかりやすく言えば硬化固体製品からの「浸せき水中に溶出した六価クロム量」の酸化還元当量の硫酸第一鉄量を添加すればＪＩＳ規格内の圧縮強度を保てるが、それ以上の添加量では、セメント製品の圧縮強度低下が推考できる。

甲第三号証はメッキ廃水汚泥の固化処理に関するもので、実験に供した汚泥の分析結果からｐＨ九・九、六価クロム一〇・四〇〇ｐｐｍ、Ｐｂ（鉛）二五・七〇〇ｐｐｍの汚泥に対して、重量比でセメント五〇％、硫酸第一鉄三〇％を添加して固化処理し、六価クロム、Ｐｂの処理を行っている。本対象物はメッキ汚泥である事、六価クロム量に対して一六倍の硫酸第一鉄を添加する事が固化処理限度であるにもかかわらずＰｂの溶出が環境基準を満たさないので、一九・二倍以上の還元剤の添加を必要としている事は固化処理との共通性が見られない。一般コンクリート構造物の圧縮強度と言われる約二四〇kg／cm²と汚泥の固化強度を比較すると一六・三kg／cm²で約一／一五の圧縮強度しかない。この事からみても、汚泥固化処理の圧縮強度とコンクリート構造物の圧縮強度を同一視して推考する事は出来ないものである。

七　六価クロム等、三価クロム等について

本件訂正後発明はセメント中の六価クロム等を三価クロム等に融合変換し、コンクリート打設時に最も多く流出するブリージング水中に、生命体に蓄積して癌の原因になる三価クロム等の含有を防止する事が「発明の効果」に述べられている。六価クロム等を目安に、あえて六価クロム量に対して添加量を一五~三〇倍としたのは、変化性の多い三価クロム等を処理対象としたものである。

三価クロム等が希薄になって人体に沈積し肺ガン等を起因する唯一最大である事が臨床されている。この事は、「ドキュメント・クロム公害事件」（発行所㈱緑風出版、一九八三年五月二日発行）第二八頁第一四行~一八行　第一一八頁第一三行~第一一九頁第三行　第一三三頁第一六行~第一三四頁第四行（甲第一〇号証）からも明らかである。今日迄六価クロムを処理すれば、水に溶出しない三価クロムは安全とされる間違った認識が蔓延している。

八　コンクリート構造物について

本件訂正後発明はコンクリート構造物の製造時に還元剤を存在せしめて、セメントおよび骨材中の六価クロム等を対象として処理対策を講じられる工法である。セメントや粗骨材・細骨材などの種類により、六価クロム等の含有量や砒素など、有害重金属が混入する材料を使用する場合があ

る。コンクリート構造物では、耐久性を目的とする設計が重要とされ、自然条件下での気候、温度等の変化も加味され、施工される工夫改良がその都度為されている。

コンクリート構造物は、用途、目的に応じて、材料他を変更する事が出来る。ＪＩＳで規格化されたセメント製品とは基礎条件が同一比較できない対象である。この様にセメント製品とコンクリート構造物は各部位を比較すればする程かけ離れた結果が発現する。

九　六価クロムの有害性について

水俣水銀公害を例に挙げると、人体に無機水銀は取込まれないと認識され、工場排出されていた。本来無機は有機に成り得ないから生命体には影響を及ぼさないとの主張に対して、一方有機水銀となって人体に取込まれて発病すると言われた事が裁判の争点であった。無機水銀は、生命体に取込めないものであるから、発病の原因は水銀ではないとの主張であったが、水銀が原因である理由は、食物連鎖により、生命体に取込まれやすい有機水銀に形を徐々に変化させてきたからである。又、エイズウイルスのように鳥や豚等の媒体から感染して、最終的には人体に侵入しやすい型にかえて影響を及ぼしてしまう事と同じである。

前述の無機水銀から有機水銀となる時間やプロセスよりも、「六価クロム⇕三価クロム」の様な変化プロセスが短時間で日常的、且つ広範囲に起こりうるものである。有害重金属である六価クロムは、今日最大の発ガン物質と言われている。例えば、甲第一〇号証からも明らかである。

一〇　国民の健康について

コンクリート構造物構築時から排出される有害金属を含むブリージング水の対策が見過ごされてきた背景には、公害防止技術の研鑽を怠ってきた結果である。本件訂正後発明は従来大量に使用されているセメント中に含有される有害重金属を自然界へ拡散することを防止する事を可能とした技術である。

本件の特許無効とした被告の判定は、公害防止気運に水を差し、国民の健康を阻害し、助長している行為である。この様にコンクリート構造物からの公害対策が見過ごされてきたのは、セメント中のクロム公害防止技術を被告が否認してきた背景がある。

第四　結論

前記したことから明らかな様に、被告の『前記原告の「第二　決定を取り消すべき理由一」の主張に対して反論した理由により、本件決定において、引用例1の記載の発明における、「生コンクリート製造またはセメント製品製造の際」と、訂正後発明における、「コンクリート構造物を作る際」が対応するものであるとした認定に誤りはない。』との主張（準備書面第一七頁第一七〜二一行）並びに、『前記原告の「第三　決定を取り消すべき理由二」の主張に対して反論した理由により、原告の主張は理由がないものである。』との主張（準備書面第二〇頁第二～三行）をしているが、前記被告準備書面（第一回）に対する反論をした理由により、甲第二号証（引用例1）および甲第三号証（引用例2）記載の発明は本件訂正後発明と充当しない。本件異議の決定は重ねて被告が不平等な上位概念に基づく認識として、総括審理されたものである。よって『原告の主張は理由がないものである』との認定は誤りである。

よって、以上より、本件決定は取り消されるべきものである。

準備書面（第２回）表紙

副本

1

平成１２年（行ケ）第１９１号取消決定取消請求事件

準　備　書　面　（第２回）

東京高等裁判所　第１８民事部　　御中

原　告　[redacted]

被　告　特許庁長官　[redacted]

上記当事者間の平成１１年異議第７３０９２号の取消決定取消請求事件について、被告は次のとおり弁論を準備する。

平成　13年　2月　28日

被告指定代理人　[redacted]

特　許　庁

平成一三年一月二六日付け原稿第三準備書面における原告の主張に対して、被告は次の通り反論する。

(一) 原告第三準備書面の一-1に対する反論

(省略)

(二) 原告第三準備書面の一-二に対する反論

《ア　に対して》

甲第二号証には、「その目的とするところは、セメント中に存在する六価クロムが粗、細骨材と水と練り混ぜる際に溶出し、これらが洗浄水や廃水中に溶出して、廃水中に六価クロムが存在することのないよう、生コンクリート又はセメント製品中の六価クロムを第一鉄塩によって三価クロムとなし、セメント製品中のアルカリによって水酸化クロムとして前記生コンクリート製品中に不溶性の形として封じこみ洗浄水や廃水中に六価クロムを溶出せしめないことにある。」(甲第二号証第二頁右上欄第一六行～左下欄第五行)、「微量の六価クロクを除去するためには先ず三価クロムに還元して水酸化クロムとして他のセメント成分とともに取り除くことが必要である。」(同第二頁左下欄第一七～二〇行)と記載されており、甲第二号証記載の発明は、セメント中の六価クロム等をセメント混練中に三価クロム等に変換し、三価クロムをコンクリート構造物中に封入固化するものである。

また、甲第三号証には、「この発明における六価クロム、鉛の溶出防止のメカニズムは、硫酸第一鉄及びセメントが汚泥中のクロム酸鉛乃至既に有利している六価クロム、鉛と反応し、六価クロムは還元され毒性の少ない三価のクロムとなり、不溶性の水酸化クロムを生成し、鉛は水酸化鉛になると考えられる。」（甲第三号証第二頁左下欄第一九行〜右上欄第五行）、「水酸化クロム（$Cr_2(OH)_3$）、水酸化鉛（$Pb(OH)_2$）は不溶性でありセメント中に完全に封入され外に出てこない。」（同第二頁右上欄第九〜一一行）と記載されており、甲第三号証記載の発明も、汚泥中の六価クロム等をセメントとの混練中に三価クロム等に変換し、三価クロムをセメント中に封入固化するものである。

したがって、本件訂正後発明、甲第二号証及び甲第三号証はいずれも、セメントにより固化する材料中のクロムその他の有害物質を還元し、固化された製品からの六価クロム等の流出を防止、安全な製品を提供しようとする課題を有する点で共通しているのであり、甲第三号証の発明と本件訂正後発明の技術的課題がまったく別異のものであるとすることはできない。

そして甲第三号証には、「硫酸第一鉄の理論的添加料は、六価クロムの量の一六倍であった。然し乍ら固体中の反応という特殊な状況及び国が定めた判断基準により、用いられる六価クロム量の約一九・二倍以上とすべきことが判った。」（甲第三号証第二頁右上欄第一八〜左下欄三行）と記載され、環境汚染防止のために還元剤を理論的添加量より多めに添加することが示されているのである。

一方甲第二号証記載の発明も、固体中の反応であり、廃水中の六価クロム量が国が定めた判断基準以下でなければならないことは明らかであるから、甲第二号証記載の発明において、甲第三号証に記載の、環境汚染防止のために還元剤を理論的添加量より多めに添加する技術を適用することが困難であるとはいえない。

（以下省略）

（三）原告第三準備書面の「第二被告準備書面（第一回）に対する反論」に対する反論

（途中省略）

（七）の主張（原告第三準備書面第一二頁第九行乃至第二四行）に対して

原告は本件決定において、甲第三号証（引用例二）の「汚泥等」を「物質」と認定し、甲第三号証に記載の発明を比較対照とすることは誤りである旨主張している。

しかしながら、本件決定は、本件訂正後発明と、甲第二号証記載の発明とを比較して相違点を認定し、その相違点を判断するにあたって甲第三号証の記載の技術を適用したものであって、本件訂正後発明と、甲第三号証記載の発明を直接比較したものではない。そして、上記「(二) アに対して」で述べたとおり、甲第二号証記載の発明と甲第三号証の発明とは、セメントにより固化された製品からの六価クロムの流出を防止するものである点で共通しているのであるから、甲第二号証記載の発明に甲第三号証記載の技術を適用する事に困難性はない。

(途中省略)

(九) の主張 (原告第三準備書面第一四頁第一二行乃至第一五頁第九行) について

原告は「被告は『訂正明細書 (乙第二号証) には、訂正後発明は圧縮強度が低下しないものであることは記載されておらず、原告の主張は訂正明細書の記載に基づかないものである。』と主張している。コンクリート構造物自体、強度のある構造体との前提が言語の本質の意である事は言をまたない一般常識である。被告は『コンクリート強度によっては一六・三kg/cm²の汚泥固化でも十分な必要圧縮強度であると』主張している (第一五頁一~二行)。このようなものをコンクリート構造物とは言わない。コンクリート構造物において六価クロムの溶出を防止し得ても、該構造物の圧縮強度が低下する事があれば、それはコンクリート構造物の機能を果たさないことになるので訂正明細書に直接記載がなくとも当業者であれば、圧縮強度が低下しないことが前提である事は自明な事である。」と旨主張している。

しかし、原告の主張は被告の主張を曲解するものである。
　コンクリート構造物自体、構造物として必要な圧縮強度を備えなければならない事は当然であって、本件訂正後発明においても、製造後のコンクリート構造物が必要な圧縮強度を備えていることを前提として製造しなければならないことは言うまでもない。被告が「訂正明細書（乙第二号証）には、訂正後発明は圧縮強度が低下しないものであることは記載されておらず」、と述べたのは、本件訂正明細書（乙第二号証）には、還元剤を添加した時の圧縮強度が、還元剤を添加しない時の圧縮強度に比較し低下しないものであることは記載されていないことを指摘したものであり、また被告が「圧縮強度がある程度低下しても、コンクリート構造物の用途によっては、十分な必要圧縮強度である場合もある。」と述べたのは、還元剤を添加した時の圧縮強度が、還元剤を添加しない時の圧縮強度に比較しある程度低下したとしても、製造後のコンクリート構造物が必要な圧縮強度を備えていれば実用上問題がない事を述べたのであって、被告は『コンクリートの強度によっては一六・三kg／㎠の汚泥固化でも充分な必要圧縮強度である』などとはいっていない。

（途中省略）

㈣　むすび

　以上のとおり、本件決定を取消すべき理由はない。

判決文　表紙

平成14年4月16日判決書渡
同日判決原本領収
裁判所書記官 [redacted]

平成１２年（行ケ）第１９１号　特許取消決定取消請求事件（平成１４年3月１４日口頭弁論終結）

判　　決

[redacted]

原　　告　[redacted]

代表者代表取締役　[redacted]

東京都千代田区霞が関３丁目４番３号

被　　告　特許庁長官

[redacted]

指定代理人　[redacted]

同　[redacted]

同　[redacted]

同　[redacted]

主　　文

原告の請求を棄却する。

訴訟費用は原告の負担とする。

事　　実

第１　請求

特許庁が平成１１年異議第７３０９２号事件について平成１２年4月２８日にした決定を取り消す。

第２　前提となる事実

１　特許庁における手続の経緯

原告は、発明の名称を「セメントの混錬方法」とする特許第２８７６４４１号の発明（平成４年１０月８日特許出願、平成１１年1月２２日設定登録。以下「本件特許発明」という。）の特許権者である。

本件特許発明について、特許異議の申立てがなされ、特許庁は、この申立てを平

東京高等裁判所

- 1 -

(071201-01)

主　文

原告の請求を棄却する。

訴訟費用は原告の負担とする。

事　実

第一　請求

特許庁が平成十一年異議第七三〇九二号事件について平成十二年四月二十八日にした決定を取り消す。

第二　前提となる事実

一　特許庁における手続の経緯

原告は、発明の名称を「セメントの混練方法」とする特許第二八七六四四一号の発明（平成四年一〇月八日特許出願、平成一一年一月二二日設定登録。以下「本件特許発明」という。）の特許権者である。

本件特許発明について、特許異議の申立てがなされ、特許庁は、この申立てを平成一一年異議第七三〇九二号事件として審理し、原告は、平成一二年一月一八日、本件特許発明の願書添付の明細書の訂正を請求した（以下「本件訂正請求」という。）が、特許庁は、平成一二年四月二八日、「特許第二八七六四四一号の請求項一に係る特許を取り消す。」との決定をし、その謄本は同年五月二二日に原告に送達された。

二　本件特許発明の要旨

(1)　本件訂正請求前の特許請求の範囲の請求項一に係る発明（以下「本件発明」という。）

「コンクリート構造物を作る際にセメント混練

時に還元剤を存在せしめて、六価クロム等を放出させないことを特徴とするセメント混練方法。」
(2) 本件訂正請求(甲第五号証)による特許請求の範囲の請求項一に係る発明(以下「訂正後発明」という。下線は、訂正箇所を示す。)
「コンクリート構造物を作る際にセメント混練時に該セメントの六価クロム量に対し還元剤を一五~三〇倍存在せしめて、六価クロム等を放出させないことを特徴とするセメント混練方法。」

三 **決定の理由**

別紙決定書の理由写し記載のとおり、本件訂正請求に係る訂正の適否の判断として、訂正後発明は、引用例1(特開昭五〇―四三一二三号公報、甲第二号証)記載の発明及び引用例2(特開昭五三―一五二六四号公報、甲第三号証)記載の発明に基いて当業者が容易に発明をすることができたものであり、特許法二九条二項の規定により特許出願の際独立して特許を受けることができないものであるから、当該訂正は認めることができないとした。そして、本件訂正請求前の本件発明は、引用例1記載の発明に記載されているから、本件発明の特許は、同法二九条一項三号の規定に違反してされたものであるから、取り消されるべきであると判断した。

第三 原告主張の決定の取消事由の要点

(省略)

第四 被告の反論の要点

(省略)

理由

一　取消事由一（一致点の誤認）について

(一)　原告は、決定は、訂正後発明と引用例1記載の発明とを対比して、引用例1記載の発明における「生コンクリート製造又はセメント製品製造の際」は、訂正後発明における「コンクリート構造物を作る際」に対応するものであるとして、両者は、「コンクリート構造物を作る際」との点で一致している旨認定している（決定書三頁一〇行ないし一七行）が、「コンクリート構造物」と「セメント製品」とは全く別異のものであり、また、引用例1記載の発明の「生コンクリート製造」におけるその用途は、その特許請求範囲の記載からして、「セメント製品」を製造するための「生コンクリート」であることは明白である旨主張している。

(二) しかしながら、訂正後発明の要旨は、前記「事実」欄第二の二(二)に記載のとおりのものであり、訂正明細書（甲第五号証、乙第二号証）の記載をみても、訂正後発明における「コンクリート構造物」との構成は、その種類や製造工程等について何ら限定されていないことが認められ、また、訂正後発明における「セメント混練時」との構成についても特段の限定はなく、訂正明細書の実施例には、セメント、骨材、砂、水を混練する例が記載されていることが認められる。（段落【〇〇一二】）

そうとすれば、一般的に、「コンクリート構造物」とは、コンクリートを主材料とする構造物のことであり、また、被告が主張するように、「コンクリート」は、セメント、水、骨材、更に混和材料を適当な割合に調合して練り混ぜたもので、セメントと水の化学反応により硬化体となるものを意味し、「セメント」は、土木・建築分野においては、モルタル、コンクリートに使用される無機質の水硬性セメントを意味し、骨材は、その粒度により細骨材と粗骨材に分類され、その種類として、砂、砂利の他、フライアッシュ、鋼砕スラグ、銅砕スラグ、建設廃棄材等の有害金属を含有する可能性があるものも含まれ、混和材料は、コンクリートの性質を改良するためにセメントに加えられるもので、AE剤、減水剤などがあることが明らかである。

他方、甲第二号証によれば、引用例1には、「生コンクリート製造又はセメント製品製造において、セメント、骨材及び水の練り混ぜに際し」との記載(特許請求の範囲)、「本発明は生コンクリート又はセメント製品の製造において、使用する粗、細骨材セメント及びAE剤等を水をもって練り混ぜるに際し」(二頁右上欄九行ないし一一行)との記載、実施例1の「生コンクリートを練り混ぜこれをトラック上のミキサ又はコンクリートトランスファーカーによって諸処に運搬供給をするコンクリートプラントにおいて」(三頁右下欄四行ないし七行)との記載があることが認められる。

これらの記載内容からすると、引用例1記載の発明における「生コンクリート製造又はセメント製品製造」の構成中の「セメント製品」は、「コンクリート製品」と特段異なる用語として使用されているものではなく、「コンクリート製品」といい得るものであって、工場や施工現場で製造された複数のコンクリート製品を施工現場で合体させて一つの構造物を構築するものも、「コンクリート構造物」に当たることは明らかである。また、「生コンクリート製造」とは、現場打ちのコンクリート構造物を構築するための生コンクリート製造をも含むものであり、施工現場で生コンクリート（未硬化コンクリート）を製造して、施工現場で生コンクリートを打設して構築するもののほかに、生コンクリート製造プラントで製造された生コンクリートをコンクリートミキサー車で施工現場まで運搬供給して、その生コンクリートを施工現場で打設して構築するものも、「コンクリート構造物」に当たることも明らかであるというべきである。

したがって、引用例1記載の発明における「生コンクリート製造又はセメント製品製造において、セメント、骨材及び水の練り混ぜに際し」との構成が、訂正後発明における「コンクリート構造物を作る際に」「セメント混練時」との構成に相当するものであることは、明らかであって、これと同旨の決定の認定には誤りはないものと認められる。

(三) 以上によれば、原告の上記の取消事由一の主張は、採用することができないものであって、原告の主張を首肯するに足りる訂正後発明に係る明細書上の記載や証拠は見いだすことができない。

二　取消事由二（相違点の判断の誤り）について

（一）　原告は、決定は、訂正後発明と引用例1記載の発明との相違点（訂正後発明においては、セメントの六価クロム量に対して還元剤を一五～三〇倍存在せしめ、六価クロム等を放出させないようにしたのに対して、引用例1記載の発明においては、セメントの六価クロム量に対して還元剤をほぼ当量存在せしめ、六価クロムを放出させないようにした点）についての判断として、引用例2を挙げて、「一方、六価クロムと他の有害重金属を同時に安定無害化処理するために、六価クロムと他の有害重金属（例えば鉛）を含む物質に硫酸第一鉄、水、セメントを加えて攪拌し、硬化させる際、無害化処理の還元反応が固体中の反応であり、六価クロム等の排出基準等の安全性を考慮して、六価クロム量の約一九・二倍以上の硫酸第一鉄を添加する構成が引用例2に記載されている。」（決定書三頁三〇行ないし三五行）とし、その上で、「引用例2記載の発明における六価クロムに対する還元剤の添加量の技術的意義は、訂正後発明における技術的意義と相違するものではなく、引用例1に、引用例2記載の発明の構成を適用して、前記相違点にあげた訂正後発明の構成のようにすることは、当業者が容易になし得る程度のものである。」（決定書四頁一行ないし五行）と判断しているが、これらは誤りである旨主張している。

（二）　原告が、決定における上記の進歩性判断が誤りであるとする理由は、次のアないしウの点に整理することができる。

ア　引用例2（甲第三号証）記載の発明と訂正後発明における対象物は全く異なるものであり、両者の技術的意義及び課題も全く別異のものである。

イ　引用例1（甲第二号証）には、六価クロム量に対し還元剤を当量以上注入すると、圧縮強度の低下を来たすことが示唆され、また、引用例2（甲第三号証）には、硫酸第一鉄の添加が一九・二倍以上の場合は、圧縮強度が低下することが記載されているのであるから、訂正後発明におけるようにコンクリート構造物を製造するためのセメントの混練時において、六価クロム量に対し還元剤を当量以上存在させることは、当業者が容易に想到することができない。

ウ　訂正後発明は、六価クロム等を流出させることがなく、しかも圧縮強度の低下もないという格別顕著な効果を奏する。

(三)　上記原告の主張に係るアないしウの要点について、以下検討する。

ア　アの点について

甲第五号証、乙第二号証によれば、訂正後発明の技術的意義に関して、訂正明細書には、【従来の技術】として、「従来六価クロム等による土壌汚染あるいは河川等の汚染が問題となっていた。また最近まであまり問題とされなかったセメント中の六価クロム等が近年汚染源として注目されるようになった。……従来コンクリート構造物を作る場合、ブリージング水を集めて六価クロム等を無害な三価クロム等に化学変換させていたが、三価クロム等の状態で自然界に存在させても自然界の条件によっては再度六価クロム等に変換する恐れがあった。」（段落【〇〇〇二】、【〇〇〇三】）との記載、【発明が解決しようとする課題】として、「そこで本発明者は、これらの欠点を解消すべく種々研究を重ねてセメント中の六価クロム等の有害物質、あるいは処理した三価クロム等を自然界に放出しない工法について完成させた。」（段落【〇〇〇四】）との記載、【課題を解決するための手段】として、「本発明は、セメントの混練時に還元剤を存在させて行い、コンクリート構造物を作ることによってセメント中に存在させる六価クロム等を三価クロム等に融合変換させてコンクリート構造物中に封入する方法である。……従来六価クロムを三価クロム等に化学変換するためには酸性側（例えばpH三）において有効とされていたが為にセメント等のアルカリ性物質にしようとしても効果がないものと考えられていた。しかしながら意外にもアルカリ性領域内においても好適に還元が作用して六価クロム等を三価クロムイオン等に融合変換し得ることを見出したのである。」（段落【〇〇〇五】、【〇〇〇六】）との記載、【発明の効果】として、「本発明方法によればセメント中の六価クロム等をセメント混練中に三価クロム等に融合変換し、その状態でコンクリート構造物中に封入固化することができるので、ブリージング水や排水中に三価クロム等を流出することがないので土壌、河川、海洋等の自然界を汚染することがなくなる。」（段落【〇〇一三】）との記載がそれぞれあることが認められる。

甲第二号証によれば、引用例1記載の発明の技術的意義に関して、引用例1には、「発明者は、……セメント製品を製造する際に可溶性の六価クロムをセメント製品の中に不溶性の形として封じ込んでしまえば、セメント製品の排水中に六価クロムが溶存することもなく、……排出基準以下の排水となし得ることができるのであろうと考え本発明を完成するにいたった。本発明は生コンクリート又はセメント製品の製造において、使用する粗、細骨材セメント及びAE剤等を水でもって練り混ぜるに際し、所要の水に、セメント中に存在する六価クロムの少なくとも酸化還元当量以上に相当する第一鉄塩を溶解せしめて練り混ぜることを特徴とする廃水中にクロムイオンを生じないセメント製品の製造に係り、その目的とするところは、セメント中に存在する六価クロムが、粗、細骨材と水と練り混ぜる際に溶出し、これらが洗浄水や廃水中に溶出して、廃水中に六価クロムが存在することのないよう、生コンクリート又はセメント製品中の六価クロムを第一鉄塩によって三価クロムとなし、セメント製品中のアルカリによって水酸化クロムとして前記生コンクリート又は製品中に不溶性の形として封じ込み、洗浄水や廃水中に六価クロムを溶出せしめないことにある。」（二頁左上欄一九行ないし左下欄五行）、「この試験からすると溶出される六価クロムの酸化還元当量に大体近い量の硫酸第一鉄溶液を添加することによりセメント製品はその廃液中に六価クロムが溶出されないことが解った。又その一定日数の材齢後の圧縮強度も、この程度の鉄塩の添加によって殆ど変らずJIS規格に合格するものを得ることができることがわかった。以上のことから、技術常識である酸性における酸化反応でなくとも六価クロムの還元除去が行われることは確実であり、これは従来の技術常識では全然予想し得なかったことである」（三頁左上欄一一行ないし右上欄一行）」とそれぞれ記載されていることが認められる。したがって、引用例1記載の発明は、セメント中の六価クロム等をセメント混練中に三価クロム等に変換し、三価クロムをコンクリート構造物中に封入固化するものであることが認められる。

次に、甲第三号証によれば、引用例2記載の発明の技術的意義に関して、引用例2には、「特許請求の範囲」に「（一）クロム酸鉛を含む汚泥等に硫酸第一鉄とセメントとを添加混合して固化することを特徴とするクロム酸鉛を含む汚泥等の安定無害化処理方法。（二）硫酸第一鉄を、クロム酸鉛を構成する六価クロムの量の一九・二倍以上とした特許請求の範囲（第一項）記載のクロム酸鉛を含む汚泥等の安定無害化処理方法。」と記載され、さらに、「この発明は、クロム酸鉛を含む汚泥等の安定無害化処理方法に関し、特にクロム酸鉛を構成する六価クロム、鉛が遊離して汚泥の投棄による公害を惹起するのを、硫酸第一鉄とセメントとの併用によって抑制する。」（一頁左下欄一五行ないし一九行）、「この発明における六価クロム、鉛の溶出防止のメカニズムは、硫酸第一鉄及びセメントが汚泥中のクロム酸鉛乃至既に遊離している六価クロム、鉛と反応し、六価クロムは還元され毒性の少ない三価クロムとなり、不溶性の水酸化クロムを生成し、鉛は水酸化鉛になるものと考えられる。」(二頁左上欄一九行ないし右上欄第五行)、「水酸化クロム($Cr(OH)_3$)、水酸化鉛$Pb(OH)_2$は不溶性であり硬化したセメントの中に完全に封入され外に出てこない。」(二頁右上欄九行ないし一一行)とそれぞれ記載されていることが認められる。したがって、引用例2記載の発明も、汚泥中の六価クロム等をセメントとの混練中に三価クロム等に変換し、三価クロムをセメント中に封入固化するものであることが認められる。

以上によれば、訂正後発明、引用例1記載の発明及び引用例2記載の発明は、いずれも、セメントにより固化する材料中の六価クロムを還元し、三価クロムを固化された生成物中に封入することによって、六価クロムや三価クロムの流出を防止して、安全な生成物を提供して環境汚染を防止しようとするという技術的課題、意義を有している点で共通していることが認められ、原告主張のように、引用例2記載の発明と訂正後発明ないし引用例1記載の発明との間で、技術的課題、意義が別異のものである、と解することができないことは明らかである。

そして、引用例2には、「硫酸第一鉄の理論的添加量は、汚泥中に含有される六価クロムの量の一六倍であった。然し乍ら固体中の反応という特殊な状況及び国が定めた判定基準により、用いられる硫酸第一鉄の量は、含有される六価クロムの量の約一九・二倍以上にすべきことが判った。」(甲第三号証二頁右上欄一八行ないし左下欄三行)と記載されており、環境汚染防止のためには還元剤を理論的添加量より多めに添加することが開示されていることが認められる。

一方、引用例1記載の発明も、固定中の反応であり、かつ、廃水中の六価クロムの量が国が定めた判定基準以下でなければならないことは明らかであり、また、引用例1には、上記のとおり、「本発明は生コンクリート又はセメント製品の製造において、使用する粗、細骨材セメント及びAB剤等を水でもって練り混ぜるに際し、所要の水に、セメント中に存在する六価クロムの少なくとも酸化還元当量以上に相当する第一鉄塩を溶解せしめて練り混ぜることを特徴とする廃水中にクロムイオンを生じないセメント製品の製造の係る」と記載されており、引用例1記載の発明は、セメント中に存在する六価クロムの「少なくとも酸化還元当量以上に相当する」第一鉄塩を用いることを特徴とすることが示されている。

したがって、引用例1記載の発明において、引用例2に記載される「環境汚染防止のために還元剤を理論的添加量より多めに添加する」という技術的思想を適用することは、格別困難であるとは認めることができない。

イ　イの点について

引用例1（甲第二号証）には、上記判示のとおり、「本発明は生コンクリート又はセメント製品の製造において、使用する粗、細骨材セメント及びAB剤等を水でもって練り混ぜるに際し、所要の水に、セメント中に存在する六価クロムの少なくとも酸化還元当量以上に相当する第一鉄塩を溶解せしめて練り混ぜることを特徴とする廃水中にクロムイオンを生じないセメント製品の製造に係る」と記載されており、引用例1記載の発明は、セメント中に存在する六価クロムの「少なくとも酸化還元当量以上に相当する」第一鉄塩を用いることを特徴とすることが示されているが、この六価クロム量の当量以上の還元剤を添加することを特徴とする引用例1記載の発明によって、圧縮強度が低下することについては何ら記載されていないことが認められる。引用例1には、発明者がした試験の結果の一例として、「六価クロムの酸化還元当量に大体近い量の硫酸第一鉄溶液を添加することによりセメント製品はその廃液中に六価クロムが溶出されないことが解った。又その一定日数の材齢後の圧縮強度も、この程度の鉄塩の添加によって殆ど変らずＪＩＳ規格に合格するものを得ることができることがわかった。」（甲第二号証三頁左上欄一一行ないし一七行）と記載されていることが認められるのであり、この記載は、六価クロム量の「当量に大体近い量」の還元剤の添加によって圧縮強度がほとんど変らず、ＪＩＳ規格に合格するものを得ることが判明したことを示すものであって、六価クロムの「当量以上」の還元剤の添加によって圧縮強度が低下するとの知見を示したり、このことについて触れるものでないことは明らかであるから、この記載を持って、圧縮強度が低下することが示唆されているものと見ることはできない。

また、甲第二号証によれば、引用例1の実施例1には、「製品一ｔ当り、硫酸第一鉄七水塩一〇％

溶液を一ℓないし三ℓ程度を混入して練り混ぜを行い生コンクリートの製造を行うようにした爾後廃水中のCr^{6+}の量は排水基準以下となり、かつコンクリートの色及び二六日養生後の圧縮強度も従来と殆ど変わりなく」（三頁右下欄一二行ないし一七行）と記載されていることが認められ、硫酸第一鉄七水塩一〇%溶液一ℓないし三ℓ中の硫酸第一鉄七水塩の量は一〇〇～三〇〇gであるから、コンクリート製品の〇・〇〇一～〇・〇〇三%に当るものであり、したがって、コンクリート製品の〇・〇〇一～〇・〇〇三%程度の還元剤の添加では、圧縮強度はほとんど変らないことが示されていることが認められる。

さらに、甲第二号証によれば、引用例1には、「発明者は試験的にセメント一：砂三の比に配合して各区がコンクリートブロックの一〇〇kgに相当する量を配合し、その各々に加える使用水中に次の量の硫酸第一鉄溶液（七水塩として一〇%）を添加して」（二頁右下欄一八行ないし三頁左上欄二行）と記載され、製品一〇〇kgに硫酸第一鉄溶液を一〇〇～三〇〇ℓ使用したサンプルが示され、「この試験からすると……その廃液中に六価クロムが溶出されないことが解った。又その一定日数の材齢後の圧縮強度も、この程度の鉄塩の添加によっては殆ど変らずＪＩＳ規格に合格するものを得ることができた」と記載されていること（三頁左上欄六行ないし一七行）が認められる。

上記試験でサンプル中の硫酸第一鉄七水塩（$FeSO_4$・七H_2O）は一〇～三〇gであると認められるとこと、サンプル製品中の六価クロムの量は正確には分からないものの、引用例1には「通常セメント中にクロムイオンが存在して製品一t中に三酸化クロムとして二〇gにも及ぶ量が存在する」（一頁右下欄一五行ないし一七行）と記載されていることから、製品一t中に三酸化クロム（Cr_2O_3）として二〇g存在するとして計算することは、当業者が通常採択する方法であると認められ、この場合には被告が主張するように、製品一〇〇kg中の六価クロムCr^{6+}の量は約一・四gであるから、還元剤である硫酸第一鉄七水塩の量は六価クロム量の約七〜二一倍に相当することが認められ、引用例1には、この程度の還元剤の添加では、圧縮強度はほとんど変らないことが開示されているものと認めることができる。

そうすると、引用例1（甲第二号証）には、六価クロム量の七〜二一倍程度の還元剤の添加では、圧縮強度はほとんど変らないことが示されているのであるから、引用例2記載の発明におけるように、還元剤を六価クロムイオンの量の一九・二倍使用した場合においても圧縮強度がほとんど低下しないことは、当業者であれば容易に予測することができるものと認められる。

なお、引用例2（甲第三号証）の記載において、硫酸第一鉄を添加しない実験2と硫酸第一鉄を添加した実験四を比較すると、固化物の圧縮強度は若干低下していることが認められるが、被告が主張するとおり、実験四はセメント五〇〇g及び汚泥一〇〇〇gに対し硫酸第一鉄三〇〇gと、硫酸第一鉄を固化物全体の約一七重量%も添加しているものと認められるから、引用例2の上記実験例においては、還元剤を六価クロムイオンの量の一九・二倍使用したことにより圧縮強度が低下したというよりも、固化物全体に対し還元剤を大量に添加したことにより圧縮強度が低下したものと推認することができる。

したがって、引用例2の実験例として、還元剤の添加により圧縮強度が低下したものがあることが記載されているからといって、引用例1記載の発明におけるセメントの混練において、六価クロム量に対し還元剤を酸化還元当量以上添加することが、当業者にとって困難であったということはできない。

以上のとおり、原告のイの主張、すなわち、「引用例1には、六価クロム量に対し還元剤を当量以上を注入すると、圧縮強度の低下を来たすことが示唆され、また、引用例2には、硫酸第一鉄の添加が一九・二倍以上の場合には、圧縮強度が低下することが記載されているのであるから、訂正後発明におけるようにコンクリート構造物を製造するためのセメントの混練時において、六価クロム量に対し還元剤を当量以上存在させることは、当業者が容易に想到することができない」旨の主張は、採用することができない。

付言すると、原告は、訂正後発明では、セメントの六価クロム量に対し一五ないし三〇倍の「還元剤硫酸第一鉄」を使用するものである旨主張しているが、訂正後発明は、「還元剤」の構成として、その種類を限定して規定したものではなく、還元剤として「硫酸第一鉄七水塩」を用いることも含むことは、訂正明細書（甲第五号証、乙第二号証）の記載から明らかであるところ、還元剤が「硫酸第一鉄七水塩」の場合には、原告が主張するように六価クロムに対する酸化還元当量は、六価クロム量の約一六倍であるから（甲第九号証参照）、還元剤をセメントの六価クロム量の一六倍程度用いること（これは訂正後発明の数値範囲内のものである。）は、当業者にとって引用例1に明確に示されているものと認められる。

ウ　ウの点について

一般に、「コンクリート構造物」が強度のある構造体であることは明らかであり、コンクリート構造物自体が構造物として必要な圧縮強度を備えていなければならないことは当然であって、訂正後発明においても、製造後のコンクリート構造物が必要な圧縮強度を備えているべきことはいうまでもない。

しかしながら、訂正明細書（甲第五号証、乙第二号証）には、訂正後発明について、還元剤を添加した時の圧縮強度について触れるところがなく、これが「還元剤を添加しない時の圧縮強度と比較して低下するものではない」ことについては、何ら記載されていないことが認められる。したがって、訂正後発明の作用効果として、還元剤の添加にかかわらず圧縮強度が低下しないものであるということは、訂正明細書に記載がなく、訂正明細書上そのように解すべき根拠が示されているとはいえないものである。

なお、仮に訂正後発明が圧縮強度が低下しない効果を奏するものであるとしても、上記イに判示したように、引用例1（甲第二号証）には、六価クロム量に対し還元剤を一六倍程度、あるいは、七〜二一倍程度存在させることにより、六価クロム等を流出させることがなく、しかも圧縮強度の低下もないコンクリート構造物が得られることが示されているものと認められるのであるから、引用例1記載の発明と比して、訂正後発明の効果が格別顕著であるということはできない。また、訂正後発明において、還元剤の量を六価クロム量の「一五〜三〇倍」とする、その数値範囲の臨界的な意義については、訂正明細書（甲第五号証、乙第二号証）には何ら記載されていないものと認められるから、訂正後発明の構成のように、「還元剤の量を六価クロム量の一五〜三〇倍」とすることは、当業者が容易になし得ることであると認められる。

(四) 以上のとおり、原告の取消事由二の主張は、採用することができず、他に決定の上記（一）の進歩性の判断内容について、誤りであることを首肯するに足りる主張及び立証はない。

三　結論

以上の次第で、原告主張の取消事由はいずれも理由がなく、その他決定にはこれを取り消すべき瑕疵は見当たらない。

よって、原告の請求は理由がないからこれを棄却することとし、主文のとおり判決する。

東京高等裁判所第一八民事部

裁判長裁判官　（氏　　名）

裁判官　（氏　　名）

裁判官　（氏　　名）

別紙　決定の理由

理　由

（一）手続きの経緯

本件特許第二八七六四四一号に係る出願は、平成四年一〇月八日の出願であって、平成一一年一月二二日に特許の設定登録がなされ、その後、（注・異議申立人三名より）異議申立がなされ、取消理由が通知され、その指定期間内である平成一二年一月一八日に訂正請求がなされ、訂正拒絶理由が通知され、その指定期間内である平成一二年四月一三日に意見書が提出されたものである。

（二）訂正の適否（独立特許要件について）

一　訂正後発明

本件訂正後発明は、訂正明細書の記載から見て、その特許請求の範囲の請求項1に記載された次のとおりのものである。

「コンクリート構造物を作る際にセメント混練時に該セメントの六価クロム量に対し還元剤を一五～三〇倍存在せしめて、六価クロム等を放出させせないことを特徴とするセメント混練方法。」（以下、「訂正後発明」という。）

二　引用文献

訂正拒絶理由に引用した特開昭五〇－四三一二三号公報（以下、「引用例1」という。）には、例えば、次のような記載がある。

（一）「生コンクリート製造またはセメント製品製造においてセメント、骨材および水の練り混ぜに際し、使用水に所要の第一鉄塩溶液を添加することを特徴とする、廃水中にクロムイオンを生じないセメント製品の製造方法」公報第一頁左欄。
(二)「その目的とするところは、セメント中に存在する六価クロムが粗、細骨材と水と練り混ぜる際に溶出し、これらが洗浄水や廃水中に溶出して、廃水中に六価クロムが存在することのないよう、生コンクリート又はセメント製品中の六価を第一鉄塩によって三価クロムとなし、セメント製品中のアルカリによって水酸化クロムとして前記生コンクリート又は製品中に不溶性の形として封じ込み、洗浄水又は廃水中に六価クロムを溶出せしめないことである。」公報第二頁右上欄～第二頁左下欄。

前記(一)及び(二)の記載事項からみて、引用例1には、生コンクリート製造又はセメント製品製造の際にセメント、骨材および水練り混ぜ時に第一鉄塩溶液を添加して、洗浄水又は廃水中に六価クロムを溶出せしめないセメントの混練方法が記載されている。

同じく、訂正拒絶理由に引用した特開昭五三－一五二六四号公報(以下、「引用例2」という。)には、例えば、次のような記載がある。
(三)「クロム酸鉛を含む汚泥等に硫酸第一鉄とセメントを添加混合してこ固化することを特徴とするクロム酸鉛を含む汚泥等の安全無害化処理方法。」公報第一頁左欄。
(四)「この発明における六価クロム、鉛の溶出防止のメカニズムは、硫酸第一鉄及びセメントが汚泥中のクロム酸鉛乃至既に遊離している六価クロム、鉛と反応し、六価クロムは還元され毒性の少ない三価クロムとなり、不溶性の水酸化クロムを生成し、鉛は不溶性の水酸化鉛になるものと考えられる。」公報第二頁左上欄～第二頁右上欄。

(五)「このように硫酸第一鉄をセメントと併用することにより、六価クロム、鉛の溶出が同時に抑制できる。硫酸第一鉄の使用量については、六価クロム、鉛の溶出をどの程度に抑制するかによって概ね決定される。この発明者等の研究によれば、クロム酸鉛を含む汚泥をセメント固化するという観点から必要な硫酸第一鉄の理論的添加量は汚泥中に含有される六価クロム量の一六倍であった。然し乍ら固体中の反応という特殊な状況及び国が定めた判定基準により、用いられる硫酸第一鉄の量は、含有する六価クロムの量の約一九・二倍以上にすべきことが判った。」公報第二頁右上欄～第二頁左下欄。

前記(三)～(五)の記載事項からみて、引用例2には、クロム酸鉛を含む汚泥等に硫酸第一鉄とセメントを添加混合して固化することを特徴とするクロム酸鉛を含む汚泥等の安定無害化処理方法において、用いられる硫酸第一鉄の量は、含有する六価クロムの量の一九・二倍以上とした六価クロム及び鉛等を放出させないクロム酸鉛を含む汚泥等の安定無害化処理方法が記載されている。

三　対比

訂正後発明と引用例1記載の発明を対比する。

引用例1記載の発明における、「生コンクリート製造又はセメント製品製造の際」、「セメント、骨材および水練り混ぜ時」、「第一鉄塩溶液を添加し」は、本件特許発明における、「コンクリート構造物を作る際」、「セメント混練時」、「還元剤を存在せしめて」にそれぞれ対応するものであるから、訂正後発明と引用例一記載の発明は、次の一致点において両者の構成は一致し、次の相違点において両者の発明は相違する。

一致点：コンクリート構造物を作る際にセメント混練時に還元剤を存在せしめ、六価クロムを放出させないことを特徴とするセメント混練方法。

相違点：訂正後発明においては、セメントの六価クロム量に対して還元剤を一五～三〇倍存在せしめ、六価クロム等を放出させないようにしたのに対して、引用例1記載の発明においては、セメントの六価クロム量に対して還元剤をほぼ当量に存在せしめ、六価クロムを放出させないようにした点。

四　判断

前記相違点について検討する。

訂正後発明において、セメントの六価クロム量に対して還元剤を一五～三〇倍存在せしめる技術的意義に関し、特許明細書の【〇〇〇七】段落には、「一般にセメント中には四～八mg／kgの六価クロムが含有されているが、還元剤の使用量としては化学倫論上は、当量添加すればよいが、安全性を加味すれば六価クロム量に対し、一五～三〇倍の還元剤を使用することが好ましい。」と記載されている。

一方、六価クロムと他の有害重金属を同時に安定無害化処理するために、六価クロムと他の有害重金属（例えば鉛）を含む物質に硫酸第一鉄、水、セメントを加えて攪拌し、硬化させる際、無害化処理の還元反応が固体中の反応であり、六価クロム等の排出基準等の安全性を考慮して、六価クロムの量の約一九・二倍以上の硫酸第一鉄を添加する構成が引用例2に記載されている。

引用例2における、「六価クロムと他の有害重金属」及び「硫酸第一鉄」は、訂正後発明における、「六価クロム等」及び「還元剤」にそれぞれ対応するものであるから、引用例2には、前記相違点にあげた訂正後発明の構成が記載されている。

そして、引用例2記載の発明における六価クロムに対する還元剤の添加量の技術的意義は、訂正後発明における技術的意義と相違するものではなく、引用例1に、引用例2記載の発明の構成を適用して、前記相違点にあげた訂正後発明の構成のようにすることは、当業者が容易になしえる程度のものである。

したがって、訂正後発明は、特許法第二九条第二項の規定により特許出願の際独立して特許を受けることができないものである。

五　むすび

以上のとおりであるから、上記訂正請求は、特許法等の一部を改正する法律（平成六年法律第一一六号）附則第六条第一項の規定によりなお従前の例によるとされる、特許法第一二〇条の四第二項及び第三項で準用する特許法第一二六条第四項の規定に適合しないので、当該訂正は認めることができないものである。

（三）異議申立についての判断

一　本件特許発明

本件特許第二八七六四四一号の請求項一に係る発明は、特許明細書の記載からみて、その特許請求の範囲の請求項一に記載された次のとおりのものである。

「コンクリート構造物を作る際にセメント混練時に還元剤を存在せしめて、六価クロム等を放出させないことを特徴とするセメント混練方法。」(以下、「本件特許発明」という。)

二　引用文献

特開昭五〇—四三一二三号公報(以下、「引用例」という。)には、例えば、次のような記載がある。

(一)「生コンクリート製造またはセメント製品製造においてセメント、骨材および水の練り混ぜ時に際し、使用水に所要の第一鉄塩溶液を添加することを特徴とする、廃水中にクロムイオンを生じないセメント製品の製造方法」公報第一頁左欄。

(二)「その目的とするところは、セメント中に存在する六価クロムが粗、細骨材と水と練り混ぜる際に溶出し、これらが洗浄水や廃水中に溶出して、廃水中に六価クロムが存在することのないよう、生コンクリート又はセメント製品中の六価を第一鉄塩によって三価クロムとなし、セメント製品中のアルカリによって水酸化クロムとして前記生コンクリート又は製品中に不溶性の形として封じ込み、洗浄水又は廃水中に六価クロムを溶出せしめないことである。」公報第二頁右上欄～第二頁左下欄。

前記(一)及び(二)の記載事項からみて、引用例1には、生コンクリート製造又はセメント製品製造の際にセメント、骨材および水練り混ぜ時に第一鉄塩溶液を添加して、洗浄水又は廃水中に六価クロムを溶出せしめないセメントの混練方法が記載されている。

三　対比・判断

本件特許発明と引用例1記載の発明を対比する。

引用例1記載の発明における、「生コンクリート製造又はセメント製品製造の際」、「セメント、骨材および水練り混ぜ時」、「第一鉄塩溶液を添加し」及び「洗浄水又は廃水中に六価クロムを溶出せしめない」は、本件特許発明における、「コンクリート構造物を作る際」、「セメント混練時」、「還元剤を存在せしめて」及び「六価クロム等を放出させない」にそれぞれ対応するものであり、引用例には、本件特許発明が記載されている。

四　むすび

以上のとおりであるから、本件特許の請求項一に係る発明の特許は、特許法第二九条第一項第三号の規定に違反してなされたものであり、取り消されるべきものである。

よって、結論のとおり決定する。

※文中、「AB剤」とあるのは、「AE剤」の誤り。当文書掲載の正確を期するためあえて原文のまま掲載した。

上告理由書　表紙

控

平成１４年（行サ）第６０号

上　告　理　由　書

上告人 [redacted]
被上告人　特許庁長官

右当業者間の貴庁平成１４年（行サ）第６０号特許取消決定取消請求控訴事件について、上告理由は次のとおりである。

２００２年　6月１９日

上　告　人
住　所 [redacted]
名　称 [redacted]
代表者 [redacted]

最　高　裁　判　所　御中

1

東京高等裁判所
第18民事部
平成 14.6.19 受付
(日)第　号

本件に関し、なされた裁判は、その判決に影響を及ぼすことが明らかなる法令違背があるものであって、承服し難いところであります。

一　日本国憲法一三条の個人の尊重と公共の福祉では、国民の生命に対する権利は尊重されなければならない。今まで何の手立ても打たずに、コンクリート構造物から危険性の高い有害重金属六価クロムを排出してきた無作為の行為は、国家の根幹である国民の生命と財産を守る保全義務を逸脱している。本訂正後発明は、有害重金属を未処理で排出していたコンクリート構造物の製造時の公害防止対策法であり、国民の生命と財産の保全を護る技術である。セメント公害に関する唯一の知的財産権であり、特許庁から再三の異議申立てを解決したうえで、認知され代価を払って取得したものである。

二　日本国憲法一四条一項のすべて国民は、法の下に平等であって、人種、性別、社会的身分または門地により、政治的、経済的又は社会的関係において、差別されないとある。本件判決では引用例1、2記載の発明に基いて当業者が容易に発明することが出来たものと類推した曖昧な解釈で特許法二九条二項の規定により請求が棄却された。しかるに引用例1、2は特許庁が過去に否認し、充分知り得ていたにも拘わらず本件訂正後発明を無効審査とした特許庁の審査ミスは特許法において護られていることを意味し、憲法一四条一項のすべての国民は法の下に平等ではなく不平等である。又、本件判決書では、引用例1に記載されている「この工場において」（引用例1第一〇九頁右下欄第一〇行）をまったく記載のない用語の「工場や施工現場」なる用語を敢えて加筆し、特許法第二九条一項三号の規定に違反しているとの判決は、特許庁の言い分を不平等な差別をもって原告の控訴を却下した、日本国憲法を下位概念として特許法を上位概念として捉えた憲法違反である。

三　日本国憲法一五条は、すべての公務員は全体の奉仕者であって、一部の奉仕者ではないとあるが、国民の生命を護り奉仕する公務員が、公害発生原因の処理対策を知りながら特許にした公害対策を無効として、一部の業界に結果的に奉仕していることとなり、原告の請求を棄却する判決書は憲法違反である。

四　日本国憲法一六条では、何人も、損害の救済、公務員の罷免、法律、命令又は規則の制定、廃止又は改正その他の事項に関し、平穏に請願する権利を有し、何人も、かかる請願をしたためにいかなる差別待遇も受けないとあるが、今後の公共事業においてコンクリート構造物の公害対策はどのように施工するのか、又本判決を無効とした上で訂正後技術を使用可能とするのか、又価格の高い工法で敢えて施工するのか、明確な公害対策を要請する。

五　日本国憲法一七条の何人も公務員の不法行為により、損害を受けた時は、法律の定めるところにより、国又は公共団体に、その賠償を求めることができるとあるが、水質汚濁防止法施工令法第二条第二項第一号の政令で定める物質の六価クロム化合物は、有害重金属に指定されており、日本国憲法二五条ではすべての国民は、健康で、文化的な最低限度の生活を営む権利を有するとある。国は、国民の生存を確保し、さらに、国民の健康を保ち、そして、その増進の為に努力する義務がある。②国は、すべての生活部面について、社会福祉、社会保障及び公衆衛生の向上及び増進に努めなければならない。この度の判決はその義務を怠っており、この長期な事件は起業に莫大な時間と金銭の損失を与え、夢と希望を砕き、公害の拡散を含め、正義の国益を阻害している。

その詳細な理由を以下に申し述べます。

第一 「コンクリート構造物」と「セメント製品」の相違について

(一)本件判決において、『そうとすれば、一般的に、「コンクリート構造物」とは、コンクリートを主材料とする構造物のことであり、また、被告が主張するように、「コンクリート」は、セメント、水、骨材、更に混和材料を適当な割合に調合して練り混ぜたもので、セメントと水の化学反応により硬化体となるものを意味し、「セメント」は、土木・建築分野においては、モルタル、コンクリートに使用される無機質の水硬性セメントを意味し、骨材は、その粒度により細骨材と粗骨材に分類され、その種類として、砂、砂利の他、フライアッシュ、鋼砕スラグ、銅砕スラグ、建設廃棄材等の有害金属を含有する可能性があるものも含まれ、混和材料は、コンクリートの性質を改良するためにセメントに加えられるもので、ＡＥ剤、減水剤などがあることが明らかである。

　他方、甲第二号証によれば、引用例一（本件における甲第三号証）には、「生コンクリート製造又はセメント製品製造において、セメント、骨材及び水の練り混ぜに際し」との記載（特許請求の範囲）、「本発明は生コンクリート又はセメント製品の製造において、使用する粗、細骨材セメント及びＡＥ剤等を水をもって練り混ぜるに際し」（二頁右上欄九行ないし一一行）との記載、実施例一の「生コンクリートを練り混ぜこれをトラック上のミキサ又はコンクリートトランスファーカーによって諸処に運搬供給をするコンクリートプラントにおいて」（三頁右下欄四行ないし七行）との記載があることが認められる。これらの記載内容からすると、引用例一記載の発明における「生コンクリート製造又はセメント製品製造」の構成中の「セメント製品」は、「コンクリート製品」と特段異なる用語として使用されているものではなく、「コンクリート製品」といい得るものであって、工場や施工現場で製造された複数のコンクリート製品を施工現場で合体させて一つの構造物を構築するものも、「コンクリート構造物」に当たることは明らかである。また、「生コンクリート製造」とは、現場打ちのコンクリート構造物を構築するための生コンクリート製造をも含むものであり、施工現場で生コンクリート（未硬化コンクリート）を製造して、施工現場で生コンクリートを打設して構築するもののほかに、生コンクリート製造プラントで製造された生コンクリートを、コンクリートミキサー車で施工現場まで運搬供給して、その生コンクリートを施工現場で打設して構築するものも、「コンクリート構造物」に当たることも明らかであるというべきである。

したがって、引用例一記載の発明における「生コンクリート製造又はセメント製品製造においてセメント、骨材及び水の練り混ぜに際し」との構成が、訂正後発明における「コンクリート構造物を作る際に」「セメント混錬時」との構成に相当するものであることは、明らかであって、これと同旨の決定の認定には誤りはないものと認められる。』（判決書第一六頁第一三行～第一七頁第二〇行）と述べている。

しかしながら「コンクリート構造物」とは、コンクリート便覧〔第二版〕（技報堂出版株式会社発行、発行日一九九六年七月一〇日）第五頁～第一五頁および第六九三頁～第六九七頁（甲第五号証）からも明らかなように、鉄筋コンクリート造・鉄骨鉄筋コンクリート造建築物の柱・梁・床板・耐力壁、杭、基礎等の建築構造物あるいは道路・鉄道橋梁の橋脚・橋塔、桁・スラブ、橋脚・橋塔の基礎・フーチング、道路舗装、空港の滑走路・駐機スペースの舗装、道路・鉄道用トンネル、地下鉄トンネル、地下街などの地下構造物、水路・河川護岸・砂防ダム、貯水・水利・電力用などの重力式ダムあるいはアーチダム、下水用水路トンネル、下水処理施設、港湾岸壁、防波・防潮堤・消波堤、道路擁壁、大型ＬＮＧタンク、貯水タンク、サイロ等の土木構造物を指称するものであることは明らかである（甲第五号証第八頁右欄第一行〜第九頁左欄第一五行）。

このような「コンクリート構造物」はオーダーメイドの構造物であり、建設現場の環境、コンクリート構造物に求められる強度等の条件によって、使用するコンクリートの配合も種々変化させるのが常なのである。そして最大の特徴は、目的の場所に直接建設することにある。

一方「セメント製品」(コンクリート製品と同義語)は、コンクリートパイル、コンクリートポール、コンクリートまくら木、軌道スラブ、コンクリート管、道路用コンクリート製品、鉄筋コンクリート桁、コンクリートブロック等を指称するものである（甲第五号証第九頁左欄第一六行〜右欄第一〇行）。

そしてこれらのコンクリート製品は、一定の形状寸法の規格化されたものを工場で大量生産されるものである。そしてコンクリート製品はコンクリートの原材料および配合量が予め定められており、そのためコンクリート製品は、品質を直接確認でき、この点が現場打ちのコンクリート構造物と相違するのである（甲第五号証第六九六頁右欄下から第二行〜第六九七頁右欄第二行）。

前述の記述を表にまとめると下記のとおりである。（次頁図表参照）

(二) この点に関して、本件判決は、『引用例一記載の発明における「生コンクリート製造又はセメント製品製造」の構成中の「セメント製品」は、「コンクリート製品」と特段異なる用語として使

コンクリート構造物とセメント製品の相違比較表

	コンクリート構造物	セメント製品
対象物	橋脚、道路、水路、岸壁等	コンクリートパイル コンクリートまくら木 コンクリートブロック等
生産規模	単品製品	大量生産
生産方法	自然環境（気候、高地、水中）における現場打ち	工場内での同一条件での生産
原材料	特に定められていない	ＪＩＳ等により原材料及び配合量が定められている
対象物の強度の確認	直接的な確認不可能	直接的な確認可能

用されているものではなく、「コンクリート製といい得るものであって、工場や施工現場で製造された複数のコンクリート製品を施工現場で合体させて一つの構造物を構築するのも、「コンクリート構造物」に当たることは明らかである』（判決書第一七頁第四行～第九行）と述べている。

しかしながら、「コンクリート構造物」は前記に具体的に列記したコンクリート構造物からも明らかなように、それ自体で一体化したものであり、判決で判示した「工場や施工現場で製造された複数のコンクリート製品を施工現場で合体させて一つの構造物」としたものは「コンクリート構造物」とは言わないのである。従ってコンクリート製品を合体させた構造体をあえて言うならば「コンクリート構築物」と言うべきものである。

(三) さらに本件判決では『「生コンクリート製造」とは、現場打ちのコンクリート構造物を構築するための生コンクリート製造をも含むものであり、施工現場で生コンクリート（未硬化コンクリート）

を製造して、施工現場で生コンクリートを打設して構築するもののほかに、生コンクリート製造プラントで製造された生コンクリートを、コンクリートミキサー車で施工現場まで運搬供給して、その生コンクリートを施工現場で打設して構築するものも、「コンクリート構造物」に当たることも明らかであるというべきである。』と判示している（判決書第一七頁第九〜一五行）。

しかしながら、引用例1を精査しても「生コンクリート」を現場打ちの「コンクリート構造物」に用いることについては何らの開示もなく、まして や「生コンクリート」を施工現場まで運搬して「コンクリート構造物」を作ることについては何らの記載もなされていない。前記判決においては引用例一にまったく記載のない「施工現場」なる用語を用いて拡大解釈した上で、「生コンクリートを施工現場で打設して構築するもの」も「コンクリート構造物」であると判示している。

しかし、そもそも施工現場で合体させて構築されたものを「構造物」とは指称しないことは前述のとおりである。

すなわち、前記の判示は、引用例1の記載を勝手に拡大解釈した結果に基づくものである。

要するに引用例1の特許請求の範囲の記載からも明らかなよう「生コンクリート製造」における「生コンクリート」は「セメント製品」を作るために運搬供給するものであって「コンクリート構造物」を作るためのものではない。

よって『したがって、引用例1記載の発明における「生コンクリート製造又はセメント製品製造において、セメント、骨材、及び水の練り混ぜに際し」との構成が、訂正後発明における「コンクリート構造物を作る際に」「セメント混練時」との構成に相当するものであることは、明らかであって、これと同旨の決定の認定には誤りはないと認められる。』（判決書第一七頁第一六行〜第二〇行）とする判決は明らかに誤りである。

第二　引用例2記載の発明と訂正後発明における対象物が異なり、技術的課題が異なること（アの点について）

本件判決において『したがって、訂正後発明、引用例1（本件における甲第三号証）記載の発明及び引用例2（本件における甲第四号証）記載の発明は、いずれも、セメントにより固化する材料中のクロムその他の有害物質を還元し、固化された製品からの六価クロム等の流出を防止、安全な製品を提供しようとする課題を有する点で共通しているのであり、引用例2記載の発明と訂正後発明の技術的課題が全く別異のものであるとすることはできない。

そして、引用例2（甲第三号証）には、「硫酸第一鉄の理論的添加量は、六価クロム量の一六倍であった。然し乍ら固体中の反応という特殊な状況及び国が定めた判定基準により、用いられる硫酸第一鉄の量は、含有される六価クロムの量の約一九・二倍以上にすべきことが判った。」（二頁右上欄一八行ないし左下欄三行）と記載され、環境汚染防止のために還元剤を理論的添加量より多めに添加することが示されているのである。

一方、引用例一記載の発明も、固体中の反応であり、廃水中の六価クロムの量が国が定めた判断基準以下でなければならないことは明らかであるから、甲第二号証記載の発明において、甲第三号証に記載の、環境汚染防止のために還元剤を理論的添加量より多めに添加する技術を適用することが困難であるとはいえない。』（判決書第一二頁第二三行〜第一三頁第一一行）旨判示している。

しかしながら、引用例1記載の発明はともかく、引用例2記載の発明は、汚泥中に含まれる六価クロムと共に鉛の溶出をも防止することを目的とするものである。この鉛の溶出を不溶性物質とするためには少なくとも中性付近のpH領域でないと反応が進行しないために、引用例2の発明は、硫酸第一鉄を一九・二倍以上もの量を添加することが必要なのである。

一方セメントは、この使用倍率では、圧縮強度が著しく低下することが明らかである。更に、圧縮強度の低下は、自然界に放出されると三価クロムが酸化され再び六価クロムになることが公知の事実である。

すなわち、訂正後発明は、六価クロムを強度のあるコンクリート構造物中に封じ込め、再溶出問題の解決になる事に意味がある。引用例2のクロム酸鉛を固化処理後に廃棄物として自然界にさらし、廃棄すれば、六価クロムは必ず短期間に再溶出し場所によっては、空中飛散か水質汚染・土壌汚染となる。

引用例2のクロム酸鉛は、pHが九・九でも溶出するので、硫酸第一鉄でpHを大幅に酸性化し還元した後、大量のアルカリ性のセメントで再中和しpHを中性付近とした固化処理法に関する発明である。このような固化強度の弱いものと、「コンクリート構造物」を対比する事自体、誤りである。六価クロム・三価クロムを溶出させにくい方法とは、封じ込め固化強度の強いことが重要であることは必須要件である。

このように引用例2記載の発明は、六価クロムおよび鉛の溶出の防止のみを目的とするものであり、汚泥固化物の強度は必須要件ではないのである。一方本件訂正明細書記載の発明は「コンクリート構造物」の強度を低下させずに六価クロムの溶出を防止する発明であり、両者がまったく異なる技術的課題であることは明白である。

なお判決の訂正後発明において、「コンクリート構造物」の強度が低下しないことについては訂正明細書中にはその記載がない旨判示している。

しかしながら、例えば制ガン剤を例にとって説明すれば、該制ガン剤を投与することによってガン細胞が死滅したとしても、制ガン剤の副作用によって投与された患者が死亡してしまっては何の意味もないのである。このように有効な制ガン剤と言うためには患者に対して許容される範囲の副作用であることが前提なのである。

従って「コンクリート構造物」に置き代えて、考えてみればその強度が仮に低下するとしても許容範囲でなければ「コンクリート構造物」としての要件を満たさないことは当業者であれば自明の理である。

また引用例1記載の発明も、引用例2第三頁左欄上段第一六～一九行に「又その一定日数の材令後の圧縮強度も、この程度の鉄塩の添加によって殆ど変わらずＪＩＳ規格に合格するものを得ることがわかった」と記載されている。すなわち〝この程度〟の鉄塩の添加であればと言うことは、それ以上添加すると圧縮強度が低下することを示唆していることは明白である。

よって「甲第二号証記載の発明において、甲第三号証に記載の、環境汚染防止のために還元剤を理論的添加量より多めに添加する技術を適用することが困難であることはいえない」とした結論は誤りである。

第三　訂正後発明における「コンクリート構造物」を製造する際に六価クロム量に対し還元剤を当量以上存在させることが容易に想到できないことについて（イの点について）

（一）本件判決において『さらに、引用例1（甲第二号証）（本件における甲第三号証）には、「発明者は試験的にセメント一：砂三の比に配合して各区がコンクリートブロックの一〇〇kgに相当する量を配合し、その各々に加える使用水中に次の量の硫酸第一鉄溶液（七水塩として一〇％）を添加して」（二頁右下欄一八行ないし三頁左上欄二行）と記載され、製品一〇〇kgに硫酸第一鉄溶液を一〇〇～三〇〇ℓ使用したサンプルが示され、「この試験からすると……その廃液中に六価クロムが溶出されないことが解った。又その一定日数の材齢後の圧縮強度も、この程度の鉄塩の添加によっては殆ど変らず」と記載されている（三頁左上欄六行ないし一六行）。この試験でサンプル中の硫酸第一鉄七水塩（$FeSO_4$・七H_2O）は一〇〜三〇gである。そして、サンプル製品中の六価クロムの量は正確にはわからないが、引用例1には「通常セメント中にクロムイオンが存在して製品一t中に三酸化クロムとして二〇gにも及ぶ量が存在する」（二頁右下欄一五行ないし一七行）と記載されており、製品一t中に三酸化クロム（Cr_2O_3）として二〇g存在すると仮定すると、製品一〇〇kg中の六価クロムCr^{6+}の量は約一・四gであるから、還元剤である硫酸第一鉄七水塩の量は六価クロム量の約七〜二一倍に相当し、この程度の還元剤の添加では、圧縮強度はほとんど変わらないことが示されているのであるから、還元剤を六価クロムイオンの量の一九・二倍使用した場合においても圧縮強度がほとんど低下しないことは容易に予測することができる。』（判決書第一四頁第一〜一八行）旨判示している。

しかしながら、引用例1における「製品」とは「セメント製品」を意味することは明白である。すなわち「セメント製品」とはセメント以外に骨材、砂、水等を含むものであるが、その配合割合はまったく不明である。従って判決書第一四頁第八〜一五における推定量クロム量の約七〜二一倍との試算は何の根拠もない無意味なものである。

(二) また判決書において『一方、引用例二（甲第三号証）において、硫酸第一鉄を添加しない実験二と硫酸第一鉄を添加した実験四とを比較すると、原告主張のように、固化物の圧縮強度は低下していることが認められるが、実験四は、セメント五〇〇g及び汚泥一〇〇〇gに対し硫酸第一鉄三〇〇gと、硫酸第一鉄を固化物全体の約一七重量%も添加しているのであり、還元剤を六価クロムイオンの量の一九・二倍使用したことにより圧縮強度が低下したというよりも、固化物全体に対し還元剤を大量に添加したことにより圧縮強度が低下したと見るべきである。』（判決書第一四頁第二五行〜第一五頁第五行）旨判示している。

すなわち、引用例2記載の発明における実験四は、還元剤を六価クロムイオンの量の一九・二倍使用したことにより圧縮強度が低下したというよりも、固化物全体に対し還元剤を大量に添加したことにより圧縮強度が低下したと見るべきである旨述べている。

しかしながら引用例2記載の発明にあっては前述したように大量に添加しなければ六価クロムおよび鉛を不溶性物質とすることができないことから大量添加せざるを得ないのである。従って固形物のpHが中性領域近くになるためにコンクリートの圧縮強度が低下したのである。

第四　訂正後発明の効果について

（ウの点について）

（一）本件判決において『訂正明細書（甲第五号証、乙第二号証）には、訂正後発明について、還元剤を添加した時の圧縮強度が、還元剤を添加しない時の圧縮強度に比較して低下しないものであることは記載されておらず、原告が主張する「圧縮強度が低下しないものである」ことは、訂正後発明の特有の効果であるとすることはできない。

また、仮に訂正後発明が圧縮強度が低下しないものであるとしても、上記イで述べたとおり、引用例1（甲第二号証）には、六価クロム量に対し還元剤を一六～一九・二倍存在させることにより、六価クロム等を流出させることがなく、しかも圧縮強度の低下もないコンクリート構造物が得られることが記載されているのであるから、訂正後発明の効果が格別顕著であるとはいえず、訂正後発明の構成のように「還元剤の量を六価クロム量の一五～三〇倍でかつ、圧縮強度が低下しない量」とすることは、当業者が容易になし得ることである。』（判決書第一五頁第一一～二一行）旨判示している。

しかしながら「コンクリート構造物」の圧縮強度が低下してはならないことは前述した制ガン剤の例示からも明らかなように当業者であれば自明の理である。

また引用例二記載の発明は「実験二」と「実験四」を対比すれば圧縮強度が落ちることが開示されている。また引用例二においては「コンクリート構造物」ではなく、「汚泥固化物」であり対象物も異なるものである。

第五　「コンクリート構造物」と引用例1および2記載発明との関係について

（一）本件判決の取消事由一の理由において『訂正明細書（甲第五号証、乙第二号証）の記載をみても、訂正後発明における「コンクリート構造物」との構成は、その種類や製造工程等について何ら限定されていないことが認められ、また、訂正後発明における「セメント混練時」との構成についても特段の限定はなく、訂正明細書の実施例には、セメント、骨材、砂、水を混練する例が記載されている（段落【〇〇一二】）ことが認められる。』（判決書第一六頁第七〜一二行）と判示している。

しかしながら、引用例1は「セメント製品」の製造を目的とするものであり、引用例2は六価クロムおよび鉛を含む汚泥を固化物とすることを目的とするものである。

而して「訂正後発明における「コンクリート構造物」との構成は、その種類や製造工程等について何ら限定されていないことが認められ」と判示しているが、かかる点については訂正明細書中に記載するまでもなく甲第五号証からも明らかなように当業者であれば自明の理なのである。

因に特許法第三六条第四項においても「発明の詳細な説明」は「通商産業省令で定めるところにより、その発明の属する技術の分野における通常の知識を有する者がその実施をすることができる程度」と規定されており、当業者が充分に理解できれば必ずしも記載する必要はないのである。

(二) また『訂正後発明における「セメント混練時」との構成についても特段の限定はなく、訂正明細書の実施例には、セメント、骨材、砂、水を混練する例が記載されている（段落【〇〇一二】）ことが認められる』旨判示している（判決書第一六頁第九行〜第一二行）。

しかしながら、前記表に示したように「コンクリート構造物」と「セメント製品」とは、原材料の種類、製造法（方法および条件）等が異なるものであり、かかる点からして両者がまったく別異のものであることは当業者であれば自明の理である。

㈢　取消事由一の理由において『実施例一の「生コンクリートを練り混ぜこれをトラック上のミキサ又はコンクリートトランスファーカーによって諸処に運搬供給をするコンクリートプラントにおいて」（三頁右下欄四行ないし七行）との記載があることが認められる。これらの記載内容からすると、引用例一記載の発明における「生コンクリート製造又はセメント製品製造」の構成中の「セメント製品」は、「コンクリート製品」と特段異なる用語として使用されているものではなく、「コンクリート製品」といい得るものであって、工場や施工現場で製造された複数のコンクリート製品を施工現場で合体させて一つの構造物を構築するものも、「コンクリート構造物」に当たることは明らかである。』（判決書第一七頁第一～九行）旨判示している。

すなわち、「トラック上のミキサ又はコンクリート・トランスファーカーによって諸処に運搬供給する」なる記載に基づき、「工場や施工現場で製造された複数のコンクリート製品を施工現場で合体させて一つの構造物を構築するもの」も「コンクリート構造物」に当たるとしている。

しかしながら施工現場で合体させて一つの構造物としたものは「コンクリート構造物」とはいわ

ずむしろ言うとすれば「コンクリート構築物」と言うべきものである。

第六　取消事由二の理由について

取消事由二の理由に対しては、すでに第二、第三および第四において述べたので省略する。

第七　結論

以上の理由から、原判決を破棄するとの裁判を求めるものである。

なお東京高等裁判所における裁判を振り返って一言付言する。

（ｉ）本訂正後発明並びに引用例に挙げた発明の目的の共通項は六価クロムに対する公害防止技術である。引用例２の目的は処理技術で生産的なものではなく、ｐＨ九・九以下のセメント固化汚泥はもろい強度で六価クロムが再溶出しやすい。コンクリート構造物はｐＨと固化強度が高いので六価クロムを封じ込める力が強く再溶出し難いことを意味する。

（ⅱ）訂正後発明の「六価クロム等」に対して、引用例２（本件における甲第四号証）の発明は「六価クロムと鉛」と記載されている。さらに、判決書（第一八頁第四行ないし第五行）は『六価クロムと他の有害重金属』旨判示している。又、本判決書において、『六価クロムと他の有害重金属（例えば鉛）を含む物質』（判決書第一八頁第四行〜第五行）旨判示しているが、引用例２（本件における甲第四号証）の発明は「六価クロム酸鉛を含む汚泥等」と明快に記載されており、判決書は、引用例の記載事項にない汚泥等を物質とした拡大解釈をしたものである。被告反論の第一回準備書面（甲第六号証）において、第一一頁第一六行～第一九行に「引用例二記載の発明の認定においては「汚泥等」の上位概念として「物質」というワードを使用しただけであって、「汚泥等」を拡大解釈したものでなく、本件決定は引用例2に記載の発明の認定を誤ったものではない。」と述べている。汚泥等とコンクリート構造物を物質として捉えていることは誤りである。引用例を用いる場合は一言一句同じ文言を引用する事が前提であるにもかかわらず、引用例に記載されていない文言をあえて段階的に付加しており、被告がコンクリート構造物と汚泥等を同一の物質と拡大解釈して、引用例2を用いたことは明らかである。

目的、用途、内容、量、強度、有害重金属廃棄物のクロム酸鉛とコンクリート構造物を同義として、上位概念から物質と言い、物質というワードを用いて無理に拡大解釈して無効審査としたことは誤りである。

(iii) 引用例2では、pH九・九のクロム酸鉛の汚泥固化の処理順序として、汚泥中の六価クロムに対して硫酸第一鉄を一九・二倍以上（三〇％）大量に加え、酸性側にすることと還元を同時にした後、アルカリ性のセメントをクロム酸鉛汚泥に対し五〇％を大量投入し、中性付近に中和して「六価クロムは……水酸化クロムを生成し、鉛は不溶性の水酸化鉛になるものと考えられる」（引用例2第三三〇頁右上欄第二行～第四行）とある様に中性付近でない「pH九・九」では六価クロム及び鉛の再溶出が生ずるから「国が定めた判定基準により、用いられる硫酸第一鉄の量は含有される六価クロムの量の約一九・二倍以上すべき」(引用例2第三三〇頁右上欄第二〇行〜左下欄第三行)と記載され、少なくてもpH九・九以下に調整しセメントによる中和と硬化作用を行うことを特徴とした発明である。引用例2は「汚泥中の六価クロム量に対して必要な硫酸第一鉄を加える」こととされており汚泥量に対して五〇%使用するセメント中に含まれる六価クロムに対する硫酸第一鉄の注入量は一切考慮も記載もなされてない。

本訂正後発明はコンクリート構造物を作る際のセメント中に含まれる六価クロムに対する還元剤を使用する工法であり、引用例2との比較対象とするものではない事が明白である。

(iv) 引用例2は「硫酸第一鉄の量は、含有する六価クロムの量の一九・二倍以上」(引用例2第三三〇頁左下欄第一行〜第三行)と記載されているが判決書では『引用例2記載の発明におけるように還元剤を六価クロムイオンの量の一九・二倍使用した場合においても圧縮強度がほとんど低下しない』(判決書第二四頁第一六行〜第一七行)旨判示しているが、これは推定であり、セメント混入物の汚泥固化において中性領域であれば、著しく圧縮強度が低下することは常識である。「一九・二倍以上」使用した場合は固化強度が弱くなり本来の目的が達せられないと同時に、自然界に六価クロムおよび鉛が再溶出する恐れがある。

(v) 有害重金属の排出は刑法で厳しく取り締まられ、環境六法の公害防止法に違反する。本訂正後発明は、セメント中の六価クロム防止対策であり、その技術を知りながら対策を講じないことは、不作為の行為となる。コンクリート構造物製作時の六価クロム問題の解決がなされていないことは、この度を含め、特許庁が否定し続けてきたからである。今日の脱ダム化問題、公共工事の環境破壊問題は明らかにコンクリート構造物製作時の六価クロムの環境基準法令違反で施工されてきた事は反社会的行為であり、今後コンクリート構造物からの六価クロムの排出防止と固化封じ込めの指導発令を強く要請するものである。

(vi) 引用例1及び引用例2の廃水は、国家が有害金属と認める六価クロムを環境法で排出数値を定めており、処理対策と管理で回収される状況下にある。一方、コンクリート構造物のダムや橋脚、水中コンクリート打設等からは六価クロムの入った廃水を回収することが出来る状態にない場合が多い。よって、本訂正後発明は六価クロムの公害防止対策を可能とし、目的や実施方法において引用例1の「セメント製品」と引用例2の「六価クロム酸鉛の汚泥」の管理された状態における処理とは異なるもので、本特許取消理由と比較対照するべき引用例ではないことは明らかである。今日コンクリート構造物製作時のクロム公害対策がなされていないのは本訂正後発明を無効とする恣意行為にも顕在化され、監督官庁の環境保全の発令が工事共通仕様書に明記されていない為である。

引用例2の公害処理は限定された場所での範疇であり、例えば核燃料廃棄物の廃棄も隔離された場所にある。

時空間の違いは大きな違いである。

(vii) 従来、広域・大量に使用されている、セメントからの六価クロム等の有害重金属の排出を防止する本訂正後発明の技術を否定して、対策が講じられていない。このことは不作為の行為である。

「クロムが全身病であり、すべての臓器の炎症と発がんに関与しているという従来からの見方を再確認した。」とクロム公害事件(株式会社緑川出版発行、発行日一九八三年五月二日)第一一九頁第二行~第三行(甲第七号証)に述べられており、医療の高度化が進んでいる今日に逆行している。

日本国憲法一三条及び一五条二項・二五条・二九条により国民の生命の安全と財産を守る義務があるにもかかわらず、コンクリート構造物製造時と構造物からの有害重金属の溶出は、国民の健康を阻害して、国益を著しく損じている。

(viii) 近来、クロム重金属に対する実施例として、クロムメッキされたスレート屋根や電気器具に使用されてきたクロムネジの撤廃は、今日の社会的潮流である。

死亡率最大の肺ガンの主原因にクロムがある事が知られながら、対策が為されていない事は、ゆゆしき問題である。

・中国の言葉―いい加減な事―「馬馬虎虎」馬も虎も四つ足で歩く動物で同じようなものとの意。

・モーパッサン―「男女と友人の僅かの差に乾杯!」

言語のもつ意味は内容のわずかな差が重要であり、小さな差を認める事が、大きな意義をもつことを教示している。
　自然三相と言われる、固体である氷、液体である水、気体である蒸気、霧等は、本来水粒子が温度により変態したものである。すべての水が同一物質であるとの上位概念の認識は、上意的解釈を押し付けたもので、日本国憲法の根幹と逆行して、民の平等の権利を無視し、国民の生命に対する保全を無作為とした論理的矛盾と不合理性を放置している。知的工業所有権は、日本国家の存亡を賭ける、新しい富の財源である。

本判決書の引用は『　　』内にて表記する。

あとがき

バブル崩壊と軌を一にして、はじまった日本の構造的変革の中で、まるであぶりだされるように浮かび上がってきたのが、地方、国を問わず公務員の不祥事であり、一方で社会の構造体質にまで暗い影を落としている。栄枯盛衰の理《ことわり》はうねりであり、よきにつけ悪しきにつけ、いずれの過去も清算されるのは必然である。

高度経済成長の中でささやかれた企業の社会的責任論は、バブル旋風とその崩壊でいつの間にか消え去り、金融、便乗、所得隠しと企業がみせた悪行は、まさに日本社会の構造汚染ともいえる現象を露呈したといえる。今日グローバル社会において、日本国家の信用を失墜させ、国全体が損害を受けている。

実はこれは今に始まったことではない。とくに公害問題など負の経済問題に関しては、こうした体質は顕著に表れていた。監督責任者でもある公務員は、常に〝責任回避〟を貫き傍観者であろうとし、発生原因者である企業もまた　責任回避　に奔走してきた。そうした日本社会の構造汚染の中で、まさに進行している、また隠蔽されようとしている由々しき問題は少なくない。

故事に政治は血を流さない戦争であるといわれているが、国の信用失墜は、国民の生命と血税が損なわれたことと変わりはない。

しかし政・官・業の不祥事は、日常茶飯事のように繰り返されているが、いっこうに改まらず、景気回復もままならない今日、かえって拍車がかかっている。悪行には厳しい罰則がかけられる様子も見えてこない。これがまたさらに国への不信、不安を醸成させているのである。こうした中で、常に国民が大きな代償を強いられている。この際、国民一人一人が自己保存に目覚め、自己の確保をしないかぎり、結局は世界からも相手にされず、流浪への道を歩むしかないのである。

『変容の象徴』でC・G・ユングは「国家の規制や怠慢は、個人の責任を奪って、小児や羊ばかりをつくり出すからである。それればかりか、有能な働き手が無責任な人達によって、食い物にされる危険性も生じる。どんな状況下にあっても、自己保存の本能を亡くさないように努めなければならない。人間はひとたび自己保存の本能という養分補給からもぎはなされると、風に転がる根無し草になってしまう。こうなると病んだ生き物でしかなく衰弱とモラルの喪失の挙句は、徹底的な破局によるほか、再び健康な状態を立て直す道はなくなるのである」と。

戦後、日本復興の象徴のようにコンクリートによるインフラ整備が急速に進められた。それまで見たことのない大きな橋や建物や高速道路が、そして川や海岸の護岸がつくられ、《コンクリート美学》ということばさえささやかれていた。コンクリートは建設工事の四番打者のような存在だった。

しかし、そのセメント、コンクリートに有害物質が含まれ、それが水に溶け放出されている、しかも、本来、厳しく実施されるべき汚染防止対策が尻ぬけ状態であることが現実である。

日本列島は今、コンクリート構造物に囲まれている、といっても過言ではない。そしてさらに公共事業を中心に、コンクリートによる施設の建設が続けられている。その一方で、戦後五十七年経てこれら施設の損壊や建て替えの必要も生じている。国民への生命、健康への侵害が予想されている。いやもうとっくに始まっているかもしれないのだ。六価クロムが発ガン物質であることは当の昔に証明されているにもかかわらず、国や行政はたいした対策もせず、放置しているのである。国民の生命・健康は憲法によって守られるべきものとして定めている。にもかかわらず行政、司法がこれを否定したに等しいことが行われているのだ。

そのうえ、防止の有効な技術が開発されているのに、これを滅しようとさえしているのである。これはまた知的財産への侵害であり、まさにプロパテントの時代に逆行するような姿勢もまた問題である。知的財産の権利取得は、発明者にとっては産みの苦しみと子供の成長に対する希望や喜びに等しい。特許無効に関する言葉に「生まれた子供を殺すわけにいかない」とある。

しかしその特許庁が、無効になった多くの特許の引例を引き、取り消しを決定し、高裁で見せた、拡大解釈や加筆、さらに安易な言葉遣いによる事実の歪曲をする、といったような態度で知的所有者に襲いかかってきたのである。これは本事件のみならず、誰にとっても看過できない問題である。

ともかく、六価クロム防止への本格的な対策を性急にたてなければならない。たとえば建設法令の一般土木仕様に、六価クロムの封じ込め工法を採用するだけでも対策は本格化できるのである。そしてコンクリート構造物の公共工事を実施する際、環境基本法に定めた環境基準に違反すれば、刑事罰の対象となるような、法体制の仕組みを整備することである。

地球上のすべては、必要、必然に偶然が重なって、普遍性を成立させている。その時代に生きるということは、その時代に呼び出されたことになるが、自己の必然であり、自己保存を余儀なくされ、また義務と責任とを課せられる。

人類の知は大脳新皮質に関連した進化の過程で発生し、創造力によってあらゆる文化・文明を開化させた。創造力に基づく知の自由度は、芸術や技術などの新境地を開き、新たな時代を牽引してきた。なかでも新しい技術の開発には、他社の繁栄と幸運を願う強い意志と使命感が内在しているのである。

またそうした時代の中で、社会の規範である憲法は生まれ、倫理、道徳、社会常識を礎にした人権、自由と平等、義務と責任が明確にされてきたのである。

本書は、特許の取り消し事件をめぐり、浮き彫りにされてきた政・官・業のゆがんだ構造体質を明らかにするために、裁判で争点となったあらゆる事実を包み隠さず公表し、読者にこの問題の真価を問おうとした。また現実にせまりつつある六価クロムの汚染のひろがりを危惧し、早急なかつ本格的な対策を望み、そのための技術的な論述をも行った。

そうした本書の性格上、水や汚染物質の処理の専門家として、長くベンチャー企業の経営にも携わっている太秦清と、ジャーナリストとして海洋問題や社会経済問題などで執筆を続け、また放送作家としてドキュメンタリー番組などを手掛けている上村洸が共同執筆というかたちで書いたものである。

本書の意図をくみ、執筆に協力してくれた諸兄と上梓までお世話してくださった藤原良雄・書店主に深甚から謝意を申し述べます。

二〇〇二年九月

太秦　清
上村　洸

著者紹介

太秦　清　（うずまさ・きよし）

1937年生まれ。明治大学卒。1959年より環境技術ベンチャー企業を主宰し、今日に至る。その間、取得した特許は186件に上る。流体境界層理論、近自然浄化工法の技術研究や幾何学の謎・統一マンダラの研究者でもある。

上村　洸　（かみむら・こう）

1947年生まれ。日本大学法学部卒。フリーのジャーナリストとして海洋、環境問題などのテーマで執筆活動をし、また放送作家としても数多くのドキュメンタリー番組などを手掛けている。

知《ち》の構造汚染《こうぞうおせん》　クロム禍防止技術《かぼうしぎじゅつ》・特許裁判記録《とっきょさいばんきろく》

2002年9月30日　初版第1刷発行©

著　者　太秦　清
　　　　上村　洸

発行者　藤原良雄

発行所　株式会社　藤原書店

〒162-0041　東京都新宿区早稲田鶴巻町523

電話　03(5272)0301

FAX　03(5272)0450

振替　00160-4-17013

印刷・製本　美研プリンティング

落丁本・乱丁本はお取替えいたします

定価はカバーに表示してあります

Printed in Japan

ISBN4-89434-304-5

総合的視点の本格作

震災の思想

〈阪神大震災と戦後日本〉

藤原書店編集部編

地震学、法学、経済学、哲学、宗教、環境、歴史、医療、建築・土木、文学、ジャーナリズム等、多領域の論者が、生活者の視点から、震災があぶりだした諸問題を総合的かつ根本的に掘り下げ、「正常状態」の充実と、自立への意志を提唱する待望の本格作。

四六上製　四五六頁　三一〇七円
（一九九五年六月刊）
◇4-89434-017-8

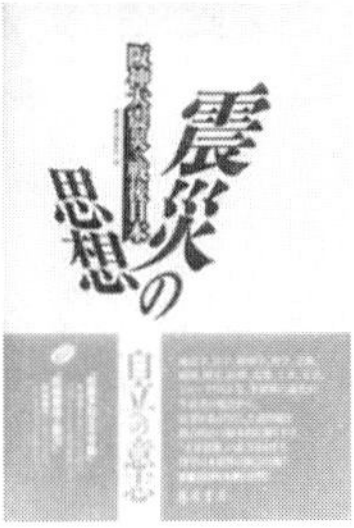

現代の親鸞が説く生命観

穢《え》土《ど》とこころ

〈環境破壊の地獄から浄土へ〉

青木敬介

長年にわたり瀬戸内・播磨灘の環境破壊と闘ってきた僧侶が、龍樹の「縁起」、世親の「唯識」等の仏教哲理から、環境問題の根本原因として「こころの穢れ」を抉りだす画期的視点を提言。足尾鉱毒事件以来の環境破壊をのりこえる道をやさしく説き示す。

四六上製　二八〇頁　二八〇〇円
（一九九七年一二月刊）
◇4-89434-087-9

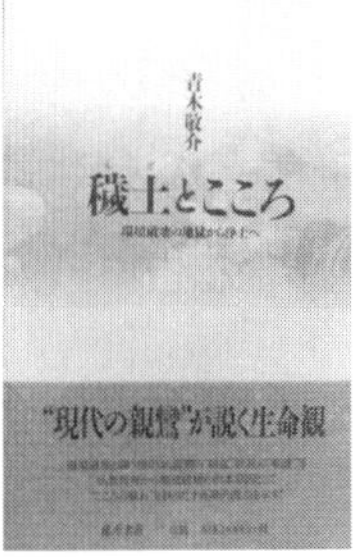

裏からみた日本社会

無縁声声

〈日本資本主義残酷史〉

平井正治

大阪・釜ヶ崎の三畳ドヤに三〇年間住み続ける「ただ一人の語り部」がついに語った、裏からみた日本資本主義の真実。昼の現場労働、夜の史資料三昧、休みの日の調べ歩きから、この世のしくみとモノの世界を徹底的に明かした問題作。図版・資料多数収録。

四六並製　三八四頁　三〇〇〇円
（一九九七年四月刊）
◇4-89434-065-8

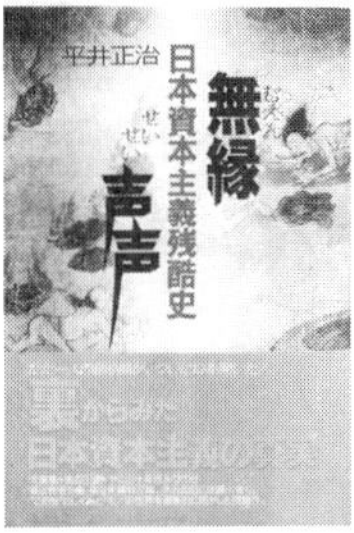

「医の魂」を問う

冒される日本人の脳

〈ある神経病理学者の遺言〉

白木博次

東大医学部長を定年前に辞し、ワクチン禍、スモン、水俣病訴訟などの法廷闘争に生涯を捧げてきた一医学者が、二〇世紀文明の終着点においてすべての日本人に向けて放つ警告の書。

四六上製　三二〇頁　三〇〇〇円
（一九九八年一二月刊）
◇4-89434-117-4

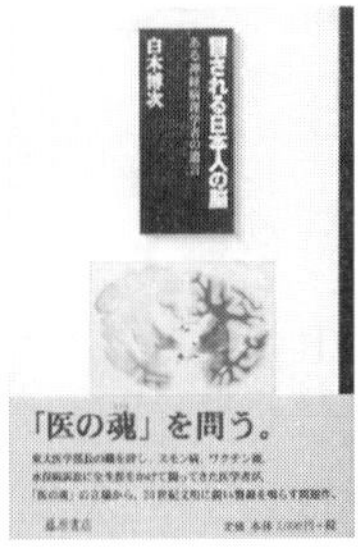

身体化された社会としての感情

増補改訂版

生の技法

（家と施設を出て暮らす障害者の社会学）

安積純子・岡原正幸・尾中文哉・立岩真也

「家」と「施設」という介助を保証された安心な場所に、自ら別れを告げた重度障害者の生が顕わにみせる近代／現代の仕組み。衝突と徒労続きの生の葛藤を、むしろ生の力とする新しい生存の様式を示す問題作。詳細な文献・団体リストを収録した関係者必携書。

Ａ５並製　三六八頁　**二九〇〇円**

（一九九〇年一〇月／一九九五年五月刊）

◇4-89434-016-X

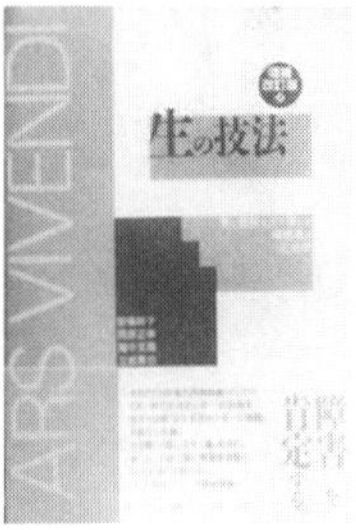

市民活動家の必読書

ＮＧＯとは何か

（現場からの声）

伊勢﨑賢治

アフリカの開発援助現場から届いた市民活動（ＮＧＯ、ＮＰＯ）への初のラディカルな問題提起。「善意」を「本物の成果」にするために何を変えなければならないかを、国際ＮＧＯの海外事務所長が経験に基づき具体的に示した、関係者必読の開発援助改造論。

四六並製　三〇四頁　**二八〇〇円**

（一九九七年一〇月刊）

◇4-89434-079-8

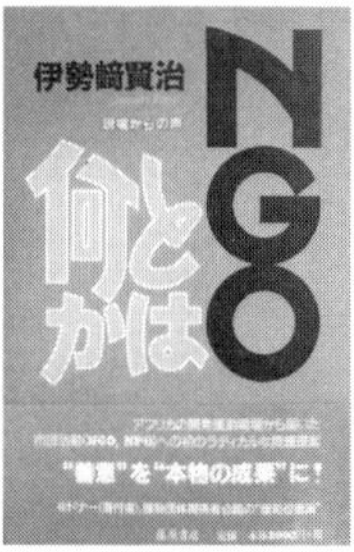

一日本人の貴重な体験記録

東チモール県知事日記

伊勢﨑賢治

練達の〝ＮＧＯ魂〟国連職員が、デジカメ片手に奔走した、波瀾万丈「県知事」業務の写真日記。植民地支配、民族内乱、国家と軍、主権国家への国際社会の介入……。難問山積の最も危険な県の「知事」が体験したものは？

四六並製　三二八頁　**二八〇〇円**

（二〇〇一年一〇月刊）

◇4-89434-252-9

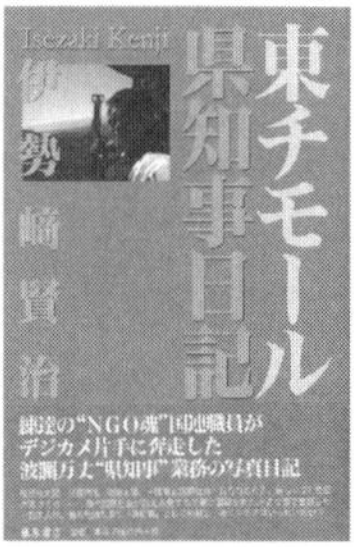

初の国際フォーラムの記録

介入？

（人間の権利と国家の論理）

Ｅ・ウィーゼル、川田順造編

廣瀬浩司・林修訳

ノーベル平和賞受賞のエリ・ウィーゼルの発議で発足した「世界文化アカデミー」に全世界の知識人が結集。飢餓、難民、宗教、民族対立など、相次ぐ危機を前に、国家主権とそれを越える普遍的原理としての「人権」を問う。

四六上製　三〇四頁　**三二〇〇円**

（一九九七年六月刊）

◇4-89434-071-7

INTERVENIR? —— DROITS DE LA PERSONNE ET RAISONS D'ÉTAT

ACADÉMIE UNIVERSELLE DES CULTURES

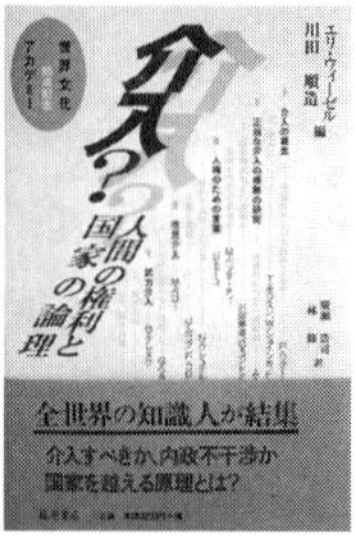

「南北問題」の構図の大転換

新・南北問題

〔地球温暖化からみた二十一世紀の構図〕

さがら邦夫

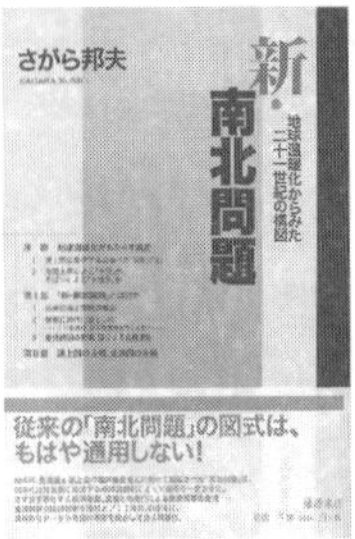

六〇年代、先進国と途上国の経済格差を俎上に載せた「南北問題」は、急加速する地球温暖化でその様相を一変させた。経済格差の激化、温暖化による気象災害の続発――重債務貧困国の悲惨な現状と、「IT革命」の虚妄に、具体的数値や各国の発言を総合して迫る。

A５並製　二四〇頁　二八〇〇円
（二〇〇〇年七月刊）
◇4-89434-183-2

最新データに基づく実態

地球温暖化とCO_2の恐怖

さがら邦夫

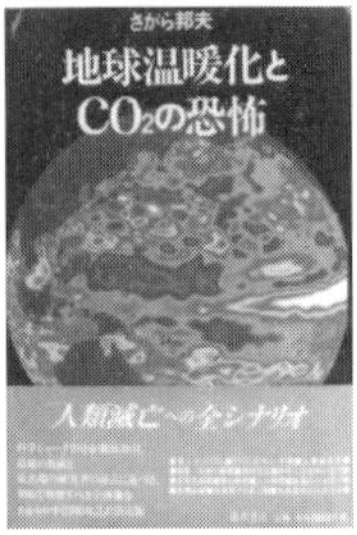

地球温暖化は本当に防げるのか。温室効果と同時にそれ自体が殺傷力をもつCO_2の急増は「窒息死が先か、熱死が先か」という段階にきている。科学ジャーナリストにして初めて成し得た徹底取材で迫る戦慄の実態。

A５並製　二八八頁　二八〇〇円
（一九九七年一一月刊）
◇4-89434-084-4

「京都会議」を徹底検証

地球温暖化は阻止できるか

〔京都会議検証〕

さがら邦夫編／序・西澤潤一

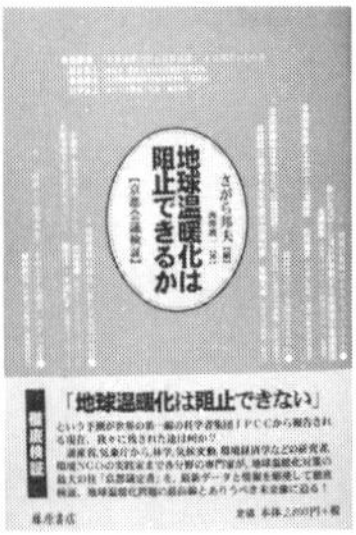

世界的科学者集団ＩＰＣＣから「地球温暖化は阻止できない」との予測が示されるなかで、我々にできることは何か？　官界、学界そして市民の専門家・実践家が、最新の情報を駆使して地球温暖化問題の実態に迫る。

A５並製　二六四頁　二八〇〇円
（一九九八年一一月刊）
◇4-89434-113-1

有明海問題の真相

よみがえれ！〃宝の海〃有明海

〔問題の解決策の核心と提言〕

広松伝

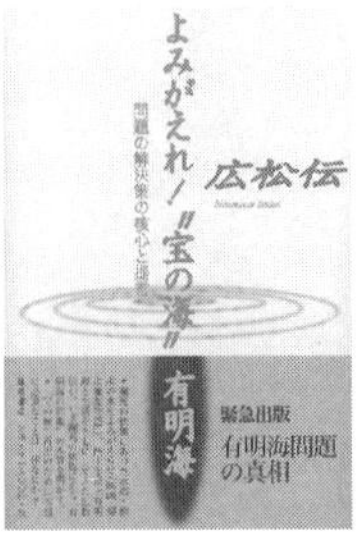

瀕死の状態にあった水郷・柳川の水をよみがえらせ（映画『柳川堀割物語』）、四十年以上有明海と生活を共にしてきた広松伝が、「いま瀕死の状態にある有明海再生のために本当に必要なことは何か」について緊急提言。

A５並製　一六〇頁　一五〇〇円
（二〇〇一年七月刊）
◇4-89434-245-6